# MEDICINA NATURAL

Dr. Efraín Rodríguez Malavé

# MEDICINA NATURAL
## Retorno a nuestra esencia

Segunda Edición

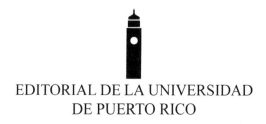

EDITORIAL DE LA UNIVERSIDAD
DE PUERTO RICO

La información contenida en este libro tiene el solo propósito de ser educacional. No debe utilizarse para diagnosticar, recetar, o tratar ninguna enfermedad o condición. Las personas que sufran de alguna enfermedad deben consultar a su médico.

Primera edición, junio 1999
Reimpresión, diciembre 1999
©1999, Universidad de Puerto Rico

Library of Congress Cataloging-in-Publication Data
Rodríguez Malavé, Efraín
    Medicina natural: retorno a nuestra esencia / Efraín Rodriguez Malavé. -- 1a. ed.
        p. cm.
    Includes bibliographical references and index.
    ISBN 0-8477-0365-7
    1. Naturopathy. I. Title
RZ440.R62 1999
615.5'35--dc21                                                    98-50215
                                                                       CIP

Impreso en los Estados Unidos de América
Printed in the United States of America

EDITORIAL DE LA UNIVERSIDAD DE PUERTO RICO
PO Box 23322
San Juan, Puerto Rico 00931-3322

Administración: Tel. (787) 250-0550 Fax (787) 753-9116
Dpto. de Ventas: Tel. (787) 758-8345 Fax (787) 751-8785

A mi padre, a quien tanta alegría le dio el saber que iba a estudiar Medicina Natural, pero que nunca vio su sueño realizado, porque Dios le reclamó un mes antes de comenzar mis estudios. Gracias por tu apoyo eterno.

# CONTENIDO

d. Alergias a comida ..................................................... 134

e. Aditivos en las comidas .............................................. 135

f. Proteína animal ........................................................ 135

g. Sal ....................................................................... 136

h. Grasa .................................................................... 136

i. Vitamina C .............................................................. 136

j. Magnesio ................................................................ 137

k. Hidroterapia ........................................................... 137

l. Tratamiento de fiebre ................................................ 138

m. Meditación ............................................................. 138

n. Hipnoterapia y retroalimentación .................................. 139

o. Ejercicio ................................................................ 139

4. Catarro común .......................................................... 140

a. Echinacea ............................................................... 141

b. Vitamina C .............................................................. 142

c. Propoleo (propolis) .................................................... 142

d. Zinc ...................................................................... 144

e. Vaporizadores .......................................................... 144

f. Estrés .................................................................... 145

g. Fumar y alcohol ........................................................ 146

h. Homeopatía ............................................................. 146

5. Dermatitis ............................................................... 147

a. Glycyrrhiza glabra (regaliz) .......................................... 148

b. Hamamelis virginiana ................................................. 149

c. Oenophera biennis ..................................................... 150

d. Alergias a alimentos .................................................. 151

e. Ayuno .................................................................... 151

f. Aguas termales ......................................................... 152

g. Consejería naturopática ............................................... 153

6. Diabetes ................................................................. 153

a. Momordica charantia ................................................. 156

b. Allium Cepa y Allium Sativum ....................................... 157

c. Trigonella foenumgraecum ........................................... 158

d. Alimentación ........................................................... 158

# PREFACIO

Hay procesos y situaciones a las que los seres humanos no podemos negarnos por siempre; no se pueden detener. No importa cuánto nos neguemos a ese cambio, existe una fuerza, en algún lugar, que nos obliga, que nos vence. Como si fuera parte integrante y necesaria de nuestro ser...

La historia de la Humanidad está llena de estos maravillosos eventos. La medicina natural es el último en esta larga lista de eventos. ¿Será la última del siglo dos mil? Posiblemente. Lo que sí sabemos es que en pocos años esta alternativa de salud se ha ganado un sitial en las sociedades más avanzadas.

Ha llegado el momento de describir de qué trata esta "nueva medicina"...

*Medicina Natural: retorno a nuestra esencia*, pretende contestar las preguntas que comúnmente tienen el público, los profesionales de la salud, los estudiosos, los pacientes, y otros, sobre esta alternativa de sanación. Espero contestar en este texto muchas de estas interrogantes –tal vez un noventa por ciento– porque la cantidad de logros, cambios y nuevas terapias se sucitan muy rápido, como para incluirlas todas en este libro. Espero que las preguntas que por muchos años, como practicante, orador, en entrevistas en los medios de comunicación y asesor, se me formulan constantemente, sean contestadas.

En las primeras dos secciones del libro intentaré explicar lo que es la medicina natural: su definición, sus principios filosóficos, los logros que ha tenido en años recientes, y sus parecidos con la medicina convencional. En la segunda parte discutiré sencilla y brevemente los sistemas de sanación o terapias comúnmente utilizadas por el doctor en medicina natural. En ésta, seleccioné sólo las más conocidas, comunes y con cierta validez científica. Hay una variedad de remedios, métodos de diagnóstico, modalidades terapéuticas, que quedarán fuera de esta primera edición, por el espacio o porque durante mi investigación para escribir este documento fue muy poca la información objetiva que encontré para poder hacer un análisis ponderado y justo de las mismas.

La última sección brinda una muestra de cuál es la visión del médico naturopático, para las diferentes enfermedades. Se escogieron diez de las enfermedades más comunes tratadas con la medicina natural. La selección se basó en mi experiencia y varios estudios que demuestran la misma tendencia. Por supuesto, no son todas las que están, ni están todas las que son. Estoy seguro de que, en ediciones futuras, la depresión, las migrañas, los problemas digestivos, serán incluidos también, ya que son otras de las enfermedades favoritas para ser tratadas con medicinas naturales.

Quiero finalmente destacar que *Medicina Natural: retorno a nuestra esencia* pretende ser una guía comprensiva que recoge información de estudios científicos, médicos, profesionales, y algo de mi experiencia personal. El libro fue preparado en un lenguaje simple, sencillo y práctico, para que todos puedan aprovechar y disfrutar su lectura. Los consejitos y remedios para el cuidado de su salud, de forma natural y sin complicaciones, son gratis. Tampoco fueron muchos, por el espacio y lo complejo que es hacer recomendaciones sencillas...

# INTRODUCCIÓN

## 1. Comienza una "nueva alternativa de salud"

De pronto –seis años atrás– se empieza a escuchar y a hablar de la medicina natural frecuentemente: prensa escrita, radio y televisión comienzan a publicar artículos concernientes a estas "nuevas" modalidades de salud. Revistas y periódicos de renombre nacional e internacional como: *Time, Newsweek, USA Today, U.S. News and World Report, Cosmopóolitan*; y programas televisados de la talla de *Good Morning America, Phil Donahue Show*, y *CNN Cable Network News* brindan cobertura a la medicina alternativa: las plantas medicinales, la homeopatía, alimentación saludable, la acupuntura, etc. Este supuesto y repentino interés no es para nada espontáneo o coincidente, sino una solapada búsqueda de alternativas a los problemas de salud que vienen experimentando las personas en los países desarrollados –en los países subdesarrollados el 80% de la población ha dependido siempre de los tratamientos naturales para sus problemas de salud.[1] La "culminación" y la trascendencia de este proceso adviene cuando la Revista Médica de la Asociación Médica Americana publica, en diciembre de 1997, una encuesta que hizo entre sus lectores, y descubre que el tema de la medicina alternativa (medicina natural) fue preferido –número siete– entre otros setenta y tres temas.

---

1. Pizzorno J., Murray M., *Textbook of Natural Medicine*, Vol. 1, Botanical Medicine, A Modern Perspective.

Estos cambios tienen unas raíces y razones sociales con orígenes en varias décadas. En los países industrializados la tendencia hacia tratamientos más sofisticados dominó la primera parte del siglo. En la medida en que las necesidades de salud fueron cambiando de enfermedades infecciosas a enfermedades crónicas degenerativas como la arteriosclerosis, artritis, diabetes y otras, la medicina natural, con su visión integral de las enfermedades, comienza a emerger como una alternativa de salud.[2]

La medicina naturopática, como también se la conoce a la medicina natural, representa una opción real para ciertas enfermedades "modernas", provocadas por diversos factores que afectan al ser humano hoy día: nutrición, estrés, sedentarismo y otros.

Dos o tres décadas atrás el movimiento ambiental sembró conciencia en la  humanidad sobre las leyes de la naturaleza y el entorno de éstas sobre nuestra vida y salud. Tomar responsabilidad por las leyes que regulan la vida no sólo incidió sobre el ambiente, sino sobre nuestra salud también. En su primer libro de tendencias sociales humanas, el autor de *Megatrends*, John Naisbitt, describe el auto donde se ha transportado la medicina natural:

> El nuevo énfasis del ángulo humano se manifiesta en dos tendencias principales, y nos mueven de ayudas institucionales (complejo médico convencional) a autoayuda (responsabilidad por nuestra salud): (1) nuevos hábitos de vida que conlleven nuestra responsabilidad por la salud; (2) autoayuda, en áreas que no requieran intervención personal, la medicina preventiva, y el trato integral u holístico, sobre el viejo modelo de la enfermedad, medicinas, cirugía y el tratamiento de los síntomas solamente, en vez del tratamiento total e integrado de la persona. [3]

La apreciación de Naisbitt en 1982 toma vigencia en 1991, cuando los investigadores David Eisenberg y Ronald Kessler de las Escuelas de Medicina de Harvard y el hospital Beth Israel en Boston, Massachusetts, descubren que un 34% de la población americana había utilizado métodos

---

2. Upton, A. C., Pathology in Finch, L.E.C.H. Flick. (eds). *Handbook of the Biology of Aging.* New York. Von Nostrand Reinhold. pp. 513-35,1977.
3. John Naisbitt, *Megatrends. The New Dictionary Transforming our Lives* (New York: Warner Books, 1982), 146-147.

no convencionales –término también utilizado para describir los tratamientos naturales, ver tabla en página 6– para tratarse ciertas enfermedades. El revuelo no se hizo esperar. ¡¿Que el 34% de la población ha
utilizado unos tratamientos no recomendados ni aplicados por los sistemas
médicos convencionales?! Lo revelador de este estudio no acabó ahí, pues
también descubrieron que los pacientes habían pagado estos servicios de
su propio bolsillo, cifra que alcanzó los 13.7 billones de dólares, cantidad
comparable a los servicios hospitalarios convencionales, que por lo general no son cubiertos por los planes médicos.[4]

Una encuesta de Harris Poll realizada para la Administración Federal
de Drogas y Alimentos había arrojado resultados similares.[5] Países como
Inglaterra, Alemania, Australia, y países escandinavos han comprobado
la misma tendencia.[6]

## 2. Breve historia...

Debido al tamaño del texto, tendré que limitar el origen de la medicina
natural al momento en que se acuña y se define por primera vez el término
de medicina naturopática en los Estados Unidos. Esto, por supuesto, no
tiene la intención de ocultar las raíces de esta vasta, mundial, y hasta
universal práctica para tratar las enfermedades. (En la sección de los
sistemas de tratamiento se ampliará un poco en el tema de las respectivas
historias). Tomaré como punto de partida el momento en que se acuña el
término en los Estados Unidos, porque la práctica de estos sistemas
hipocráticos de salud comenzarán a definirse y organizarse en lo que dicha

---

4. David Eisenberg, M.D., et al, Unconventional Medicine in the United States:
Prevalence, Costs and Patterns of Use, *New England Journal of Medicine*, January 28,
1993; 328 (4): 246-252.

5. *Survey of the Use of Questionable Treatments* (Department of Health and Human
Services, Food and Drug Administration, 1986).

6. Fulder Steplen, *The Handbook of Complementary Medicine*, 2 Edition Oxford
University Press, NewYork, 1988.

Boisset Mathilde and Fitzcharles Mary Ann, Alternative Medicine Use By
Rheumatology Patients In a Universal Health Care Setting, *The Journal of Rheumatology*,
1994; 21 (1) 148-152.

Hall Celia, Medical Editor, *The Daily Telegraph* (London), March 6, 1997.

# Símiles médicos no convencionales

Debido al crecimiento vertiginoso de la medicina natural se han creado muchos nombres distintos para designar este método de sanación. A continuación los términos más comunes:

**MEDICINA ALTERNATIVA:** cualquier práctica de curación que no sea la medicina general u ortodoxa y que no se estudia comúnmente en las escuelas de  medicina convencional. Por ejemplo: la quiropráctica, la medicina naturopática, la ayurveda, etc. Es el término que más de moda se ha puesto. A veces se utiliza junto a la medicina complementaria (Ejemplo: medicina alternativa y complementaria)

**MEDICINA FOLKLÓRICA:** uso de terapias generalmente naturopáticas, pero con particularidades regionales y populares de diferentes países. Casi siempre los conocimientos se traspasan por generaciones de boca a boca, y muchas veces las recomendaciones no han pasado por el examen científico. El uso de plantas, masajes y otros rituales son comunes.

**MEDICINA "HOLÍSTICA":** términos para describir la medicina que analiza y visualiza al paciente como un todo y no en partes; tomando en consideración la mente, el cuerpo y las emociones. Holístico viene de la raíz griega olo que significa el todo. Su práctica está bien relacionada a terapias mentales como visualización, meditación, y la psiconeuroinmunología.

**MEDICINA NATURAL:** denota la medicina que utiliza los métodos más naturales para curar: las plantas, el agua, la alimentacioón, etc. Es el "nombre universal" para designar la nueva práctica médica.

**MEDICINA NATUROPÁTICA:** significa lo mismo que medicina natural, pero es el término utilizado por las escuelas acreditadas de medicina naturopática en los E.E.U.U. y la AAMN, para distinguir a sus profesionales. Las licencias de los estados donde se reglamenta la profesión también usa este término. Los médicos naturopáticos brindan cuidado primario de la salud pero prescriben mayormente terapias naturales.

**MEDICINA COMPLEMENTARIA:** en Europa, y especialmente Inglaterra, se la llama comúnmente a la medicina natural, medicina complementaria, insinuando que ésta complementa a la medicina convencional. Las terapias incluidas son básicamente las mismas que de la medicina naturopática.

**MEDICINA NO CONVENCIONAL:** se utiliza para describir todos los métodos de curación que no son parte de la medicina convencional, la alopática. Incluyendo quiropráctica, medicina natural, sanación por fe, etc. Similar a medicina alternativa.

**MEDICINA INTEGRADA:** nuevo término usado para designar la práctica de la medicina natural, aunque se refiere a ésta cuando se ha integrado a hospitales, prácticas médicas convencionales, farmacias y otros círculos médicos convencionales. En los Estados Unidos ya hay organizaciones y movimientos en este sentido.

**NATUROPATÍA:** es término análogo a medicina naturopática en los Estados Unidos. Puerto Rico es el único lugar del mundo en que esta práctica se distingue de la medicina naturopática. Su distinción estriba en: los estudios requeridos, prácticas y evaluaciones permitidas. El naturópata no puede llamarse doctor, examinar físicamente, diagnosticar, referir pacientes para pruebas de laboratorio ni interpretarlos.

profesión representa hoy día... Hacia dónde se dirigirán ciertos cambios que dará la medicina del futuro, según muchos pensadores y visionarios..

Según los textos de medicina natural, en los Estados Unidos fue para el 1895 cuando el Dr. John Steel utilizó por primera vez el término medicina naturopática.[7] Luego el Dr. Benedict Lust adoptó el concepto para describir y enseñar las prácticas naturistas de la época, por eso, éste último ha sido considerado como el padre de la naturopatía en los Estados Unidos.

Al comienzo del siglo veinte la medicina naturopática tuvo tanto auge que había 15 escuelas de naturopatía y 66 hogares de tratamiento y sanatorios.[8] Por diversas razones, sociales, económicas y profesionales el crecimiento de la profesión se vio detenido hasta los años 70, donde de nuevo, otras circunstancias sociales y económicas promueven su resurgir (ver página 4).

Con el pasar del tiempo aquellos sistemas de sanación que seguían los principios básicos de la medicina natural: estimular la capacidad curativa de nuestro cuerpo, utilizar los tratamientos menos tóxicos e invasivos, como lo son la homeopatía, la medicina botánica, la medicina china, y otras, se fueron añadiendo hasta formar la medicina naturopática moderna.

A finales de la década de los setenta sólo quedaba en los Estados Unidos una escuela de medicina naturopática, el National College of Naturopathic Medicine, en Portland, Oregon. En los años ochenta unas nuevas necesidades y realidades comienzan a abrir nuevos caminos para la profesión. Uno de los dos aspectos más importantes de la época fue la creación de una organización acreditadora por el departamento de educación federal; el otro, fue la creación de una organización profesional nacional en los Estados Unidos, la Asociación Americana de Médicos Naturopáticos. La acreditación de parte del gobierno federal le exige a estas escuelas la misma excelencia académica que a las escuelas de medicina convencional, podiatría y quiropráctica. En un estudio comparativo que hiciera la Asociación Americana de Médicos Naturopáticos con los currículos de las mejores escuelas de medicina convencional en los Estados

---

7. Pizzorno J., Murrray M., *Textbook of Natural Medicine*, Vol. 1. History of Naturopathic Medicine, p. 1.

8. Inst. Benedict. *Universal Naturopathic Encyclopedia*, Directory Drugless Book and Buyers Guide, 1918, p. 797.

Unidos, se encontró que la cantidad de horas de estudio y las materias básicas y clínicas, son comparables; y no es para menos, pues ambos requieren estudiar medicina primaria.

Actualmente se han creado tres escuelas más de medicina naturopática en los Estados Unidos y otra en Canadá. Varios países evalúan la posibilidad de establecer universidades con similares currículos y excelencia académica para brindarle a la población estos nuevos servicios de salud.

Al tomar un giro tan importante y de tanto interés entre el público estos nuevos servicios de salud, la reglamentación y la licenciatura de esta profesión se hacen inminentes. Actualmente los estados de Hawaii, Connecticut, Oregon, Alaska, Montana, New Hampshire, Arizona, Maine, Vermont, Utah, y Washington reglamentan la medicina naturopática. En Canadá y Puerto Rico también se reglamenta esta profesión muy similar a la forma en que se hace en los Estados Unidos (aunque en Puerto Rico el gobierno decidió crear una variedad de la profesión, al reglamentar de manera diferente al doctor en naturopatía y el naturópata). En los estados reglamentados y los que están en igual proceso se requiere que el practicante posea un Doctorado de una de las escuelas acreditadas y aprobar un examen de reválida, ofrecido por el Departamento de Salud del referido estado.

Cinco años atrás esta breve historia de la medicina natural hubiese terminado aquí. Hoy, por el contrario, una nueva era comienza a escribirse, ya que desde que se creó la Oficina de Medicina Alternativa (OMA) en los Institutos Nacionales de Salud de los Estados Unidos el tema de la medicina natural no se limita a los médicos naturopáticos. En el 1992 el congreso estadounidense ordenó que se investigaran las terapias naturales –las mismas que habían sido practicadas por el médico naturopático durante muchos años– para que las eficaces fueran incorporadas a las corrientes convencionales de salud. [9] El interés generado ha sido tal que para el invierno de 1997 cuarenta y dos escuelas de medicina convencional, incluyendo las más avanzadas como Harvard, Stanford y Yale, imparten cursos sobre la nueva medicina. [10]

---

9. McDowell Baynon, M.A., *The National Health Institutes of Health Office of Alternative Medicine, Alternative and Complementary Therapies,* Vol. 1, No. 1, 1994; pp. 17-25.

10. Daly Deborah, M.S., Alternative Medicine Courses Taught at United States Medical Schools: An Ongoing Listing, *The Journal of Alternative and Complementary Medicine,* 1997; Vol. 3, No. 24, pp. 405-410.

Hoy día en los congresos de medicina natural y las revistas profesionales se escucha frecuentemente la idea de integrar ambas medicinas. [11] La idea podría convertirse en realidad con la radicación de un proyecto de ley federal, donde se le solicitó al congreso un presupuesto de 198 millones de dólares para crear el Centro de Medicina Integrada. Este centro de investigación y tratamiento, bajo los auspicios de los Institutos Nacionales de Salud, trabajará sobre los siguientes puntos:

a) Evaluar las modalidades de diagnóstico y tratamientos relacionados a la medicina china y acupuntura, la manipulación física y quiropráctica, medicina naturopática y la comadronería.

b) Diseminar información, y envolverse en programas de prevención con relación a la medicina alternativa. Específicamente incluirá investigación en los resultados clínicos de tratamientos alternativos; epidemiología; adiestramiento en investigación; investigación para incorporar los dichos sistemas de tratamiento a los servicios de salud.

c) Promover la integración de la medicina alternativa a la práctica de la medicina convencional.[12]

Estos cambios se venían vislumbrando desde 1993, cuando la administración del presidente Bill Clinton pidió recomendaciones y asesoramiento a la Asociación Americana de Médicos Naturopáticos para determinar cómo se beneficiaría su reforma de salud de los servicios del médico naturopático. La necesidad de reducir los costos de salud, estimular la prevención de las enfermedades y la obligación de brindarle servicios seguros y de calidad a la población norteamericana que busca cada día más el servicio de medicina natural convenció al Presidente Clinton y a sus asesores de la reforma de salud sobre esta alternativa médica. La Asociación Americana de Médicos Naturopáticos (AAMN), en un documento presentado al Comité de Reforma de Salud, hizo las siguientes

---

11. Jensen Clyde B., Ph.D.,Common Paths In Medical Education, The Training of Allopaths, Osteopaths, and Naturopaths, *Alternative and Complementary Therapies*, 1997, Vol. 3, No. 4, pp. 276-280.

12. Dumoff Alan, J.D., M.S.W., Expanding the OAM Into a Center For Integral Medicine and Creating Access to Medical Treatment,Two Goals for the 105th Congress, *Alternative and Complementary Therapies*, 1997, Vol. 3, No. 1, pp. 59-63.

recomendaciones generales: [13]

a. Asegurarle al público acceso directo a los servicios del médico naturopático en un ambiente donde las personas que seleccionen dicho servicio no sean privadas de la cubierta de medicinas y servicios según se les provee a otros médicos de cuidado primario de salud.

b. Remover las restricciones en los servicios públicos de salud en los Estados Unidos, que obstaculizan el acceso del público a los servicios de la Medicina Naturopática en los Estados donde se licencian dichos doctores.

c. Proveerle a los estudiantes de medicina naturopática acceso igual a becas y préstamos federales según se le brinda a los estudiantes de medicina convencional y osteopática.

d. Asignar fondos federales para la investigación de la Medicina Naturopática.

La corriente ya sobrepasó las fronteras estadounidenses, y otros países, como Japón, los países escandinavos, Inglaterra y otros evalúan cambios en sus sistemas de salud.[14] En Cuba se ha creado la especialidad médica en medicina natural y tradicional. La Clínica de Medicina Natural y Tradicional de Matanzas, en el 1996, trató cincuenta mil pacientes con homeopatía, medicina china, plantas medicinales, etc. Seis facilidades similares se han creado desde entonces. [15]

> La medicina naturopática puede reducir los costos de salud, asistir en el cuidado primario de salud a los indigentes, y ofrecer tratamientos para muchas enfermedades que no han podido ser tratadas efectivamente en la actualidad..."
>
> Clairborne Pell (ex senador de los Estados Unidos)

---

13. Naturopathic Medicine: Contributions to Health Care Reform, Submittal Prepared in Response to a Request for Information from the Task Force on National Health Reform, Health Reform, *American Association of Naturopathic Physicians*, p. 4, April 1993.

14. *International Traditional Medicine Newsletter*; Vol. 4, Issue 2, p. 4, Winter 1992.

Alternative Medicine in the Netherlands. Summary of the Report of the Commission for Alternative Systems of Medicine, *Townsend Letter for Doctors*, 83, June 1990, p. 329.

British Goverment Supports Research Council for Complementary Medicine, *Townsend Letter for Doctors*, 70, May 1989, p. 229.

15. Dale Ralph, Cantera Blanca, East and West Meet in the Caribbean: Is Cuba Developing the Worlds Best Health Care Model?, *Townsend Letter for Doctors*, 120, July 1993, p 661.

Montanaro Pam, Alternative Medicine Thrives in Cuba, *Global Exchanges*, Summer 1997, p. 13.

## 3. Una definición (¿alternativa?)

"Los médicos naturopáticos son entrenados como practicantes generales especializados en medicina natural. Son educados en ciencias médicas convencionales pero no son médicos convencionales. Los médicos naturopáticos tratan las enfermedades y restauran la salud usando terapias como la Nutrición Clínica, Medicina Botánica, Homeopatía, Medicina Física, Consejería Naturopática y la Hidroterapia. Las recomendaciones dependen de la necesidad individual del paciente. La medicina naturopática es efectiva en tratar muchos problemas de salud, tanto agudos como crónicos. El médico naturopático coopera con todas las normas de la ciencia médica, refiriendo sus pacientes a otros practicantes para diagnóstico y tratamiento cuando el caso lo requiera." [16]

Actualmente, ésta es la mejor definición y descripción de lo que comprende la medicina natural y su ámbito de práctica. La oleada de interés que ha desatado esta práctica de sanación está creando tantas variantes de definición (ver recuadro en página 6) que se podría perder la orientación. Si examinamos el desarrollo y la trayectoria que está tomando la profesión actualmente veremos que eventualmente esta podría convertirse en la definición estándar a nivel mundial.

## 4. Filosofía de naturaleza médica

### a. La fuerza curativa de la naturaleza.

Es el principio filosófico fundamental de la medicina naturopática y fue descrito por Hipócrates, padre de la medicina moderna. Según Hipócrates, la naturaleza posee un mecanismo natural poderoso, tanto mental como físico, para mantener y restaurar la salud. Para muchas personas y en especial algunos profesionales de la salud atados estrictamente al modelo científico médico moderno, les es difícil entender este concepto,

---

16. Definición del médico naturopático y sus funciones según la Asociación Americana de Médicos Naturopáticos.

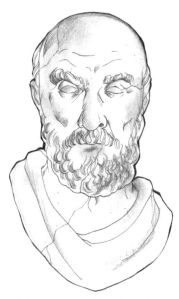

*Hipócrates es considerado por los médicos como el padre de la medicina moderna. Sus principios filosóficos son la base práctica de la medicina natural. (Dibujo por Tomás Burgos)*

pues suena en ocasiones extraño, y no es para menos, porque en los tiempos de Hipócrates no había los instrumentos médicos de hoy. Sin embargo, esta fuerza curativa no es otra cosa que la homeoéstasis, el término fisiológico que describe esta ley natural. El *Diccionario Médico Tabers* define a la Homeoéstasis como "un equilibrio interno del cuerpo mantenido por un proceso dinámico de retroalimentación y regulación". En latín se le llamó a este equilibrio interno el poder curativo de la naturaleza: Vix medicatrix naturae.

El médico naturopático trabaja para restaurar y apoyar estos sistemas de retroalimentación y regulación innatos utilizando métodos y técnicas que estimulen ese proceso natural. El uso de nutrientes, vitaminas y plantas medicinales para estimular y apoyar el sistema inmunológico de nuestro cuerpo durante una infección es el ejemplo clásico del trabajo que realiza el médico naturopático con la fuerza curativa de la naturaleza. El aumentar una fiebre, desintoxicar el cuerpo y promover la expectoración son ejemplos del mismo proceso.

### b. Primero, no hacer daño.

Otro antiguo principio de sanación, que hoy día adquiere mucha importancia. Según estudios publicados en la *Revista de la Asociación Médica Americana* los gastos médicos pueden ser reducidos en un veinte por ciento si se aminoran las cirugías innecesarias. [17]

---

17. *Naturopathic Medicine. Contributions to Health Care Reform*, Submittal Prepared in Response to a Request for Information from the Task Force on National Health Reform, AANP, p. 16, April 1993.

El médico naturopático prefiere y utiliza tratamientos y métodos de diagnóstico que minimizan estos efectos secundarios y adversos. Ejemplo de esto es la Homeopatía y la Medicina Ayurvédica, sistemas naturales de sanación que utilizan mayormente elementos básicos y sencillos como el historial clínico, la observación de rasgos físicos para el diagnóstico, y remedios a base de plantas y minerales que no poseen prácticamente efectos adversos o secundarios. Digo prácticamente porque cualquier cosa utilizada o aplicada inapropiadamente por el paciente o el médico puede ir en detrimento de la salud, pero que aplicado correctamente, la adversidad se reducirá a casi cero. De hecho, los casos jurídicos por mala práctica (*mal practice*) contra médicos naturopáticos son casi inexistentes, de acuerdo a los datos legales registrados en los veredictos de jurado en el noroeste de los Estados Unidos. [18]

Los profesionales graduados de las escuelas de naturopatía acreditadas por el Departamento de Educación de los Estados Unidos están entrenados para determinar qué paciente puede beneficiarse del tratamiento natural solamente, cuál tiene que referirse a otro profesional de la salud, o cuál puede utilizar ambos tratamientos a la misma vez. Las oportunidades para conquistar la salud de manera sana y efectiva aumentan con esta perspectiva.

### c. Encontrar la causa de la enfermedad.

La mayoría de las investigaciones que han intentado evaluar el reciente interés de las personas por la medicina natural descubrieron que éstas buscan conocer la causa de sus enfermedades, y un tratamiento que de una vez y para siempre acabe con su dolor. [19] La medicina naturopática se especializa en buscar la raíz de ciertas condiciones de salud, en particular las que tienen que ver con estilos de vida incorrectos. Hoy día el profesional de la salud mejor entrenado para ayudar y orientar al paciente a descubrir

---

18. *Naturopathic Medicine. Contributions to Health Care Reform*, Submittal Prepared in Response to a Request for Information from the Task Force on the National Health Report, AANP, p. 20, April 1993.

19. Avina, R. L. and Schneiderman, L. J., Why Patient Choose Homeopathy, *Western Journal of Medicine*, 1978, 128, 366-9.

y mejorar los hábitos alimenticios, disminuir el estrés, promover la salud y la calidad de vida es definitivamente el médico naturopático. En estos elementos solamente, hay casi un 70 por ciento de las causas de las enfermedades "modernas". [20]

### d. Tratar integralmente la persona.

Otra razón por la cual las personas buscan alternativas de salud, es la necesidad que tienen de ser tratadas de forma integrada, tomando en consideración todos los factores que le definen como ser humano: la mente, el cuerpo y las emociones. Es común encontrar un paciente con problemas digestivos, causados por estrés o por mala alimentación. Ninguna medicina podrá curarle si se ignora la relación que hay entre lo que comemos, nuestro estado emocional y lo que sentimos. Estudios clínicos y médicos han descubierto que enfermedades como las alergias, la dermatitis, el síndrome irritable de los intestinos, etc., están íntimamente relacionadas a nuestra nutrición y estado emocional. (Ver en la Sección Tres las enfermedades correspondientes.)

Las Naciones Unidas reconocen la importancia del tratamiento integral en el ser humano, al definir la buena salud como: "un estado completo de bienestar físico, mental y social".[21]

La evaluación clínica naturopática debe incluir un historial completo del paciente, su estado emocional, hábitos de alimentación, informes médicos, estilos de vida y las particularidades de su enfermedad. Este cuadro integral es parte fundamental de la práctica naturopática.

> La Medicina Naturopática enfatiza en la prevención a través de la nutrición y mejores estilos de vida. Esta visión del cuidado de salud es significante, dada la importancia que tiene para el control de costos médicos en cualquier promesa de reforma.
>
> Congresista Dennis De Concini (ex senador de Estados Unidos).

20. *Naturopathic Medicine Contributions to Health Care Reform*, Submittal Prepared in Response to a Request for Information from the Task Force on the National Health Report, AANP, p. 14, April 1993.

21. Preamble of the Constitution of the World Health Organization. In *Contemporary Issues in Bioethics*. T. L. Beauchamp and L. Walters. Belmont, Ca. Dickenson, 1978.

## e. Prevención.

Reducir los costos de salud y enfatizar en la prevención de las enfermedades, es propósito primordial en toda reforma de salud. Reducir los costos de salud y enfatizar en la prevención de las enfermedades ha sido la práctica en esencia del médico naturopático desde los comienzos de la profesión.

El estudio de las necesidades de nuestro cuerpo para lograr condiciones óptimas de salud ha sido pilar fundamental de la filosofía naturopática. Por eso, desde mucho tiempo se ha venido planteando la necesidad de ciertos suplementos alimenticios, para prevenir ciertas enfermedades degenerativas. El procesamiento de los alimentos en la sociedad moderna provoca deficiencias nutricionales que sientan las bases de ciertas enfermedades degenerativas e infecciosas. A principios de la década del 90 las autoridades gubernamentales comienzan a reconocer este hecho. [22]

Otro ejemplo de la percepción preventiva del médico naturopático es su señalamiento por muchos años de que ciertos estilos de vida van en detrimento de nuestra salud. En el 1993, Mutual of Omaha, una de las compañías de seguros médicos más grande en Estados Unidos, decidió cubrir tratamientos alternativos para curar lesiones en la arteria coronaria del corazón. El tratamiento consiste en dieta baja en grasas, ejercicios, meditación y consejería. [23]

## 5. ¿Y qué de la investigación científica?

Hasta hace pocos años, era una pregunta real, verdadera, y genuina, ya que muchos tratamientos recomendados sólo habían cumplido ciertos aspectos del método científico y la mayor parte tenían credibilidad desde el punto de vista folklórico.

---

22. *Natural Health, The Guide to Well Being,* November/December 1993, p. 19.
    Free Radicals and Antioxidants: Finding the Key to Heart Disease, Cancer, and the Aging Process, *Wellness Letter.* University of California at Berkeley, October 1991, Vol. 8, Issues, pp. 4-5.
23. Faivelcon Saralie, Insurer Pays for Dr. Ornish's Heart Saver Plan, *Medical Tribune,* September 9, 1993; 7

La medicina naturopática moderna hoy día utiliza y promueve los mejores instrumentos tecnológicos y científicos para investigar las terapias que recomienda. Aquellos tratamientos que por mucho tiempo se utilizaron con éxito, pero sin explicación de por qué, cómo y cuándo funcionan, reciben hoy el respaldo de las investigaciones biomédicas.

Tres ejemplos primarios de esta nueva generación de información fidedigna fueron: primero, el *Texto de Medicina Natural*, publicado en el 1988, en Seattle, Washington. Este libro contiene más de 5,000 referencias biomédicas apoyando los tratamientos naturales allí descritos. El segundo fue la *Revista de Medicina Naturopática*, publicada por la Asociación Americana de Médicos Naturopáticos. Esta fue la primera revista científica que analizó el tema de la medicina natural siguiendo los mismos protocolos utilizados en la literatura científica convencional. El tercer ejemplo de esfuerzos primarios para organizar de manera científica esta nueva ciencia fue un *Indice Médico de Medicina Complementaria*, similar al que tiene la medicina convencional y que se llama *Index Medicus*. Estos índices recogen todos los estudios médicos publicados en el mundo y los organizan en un listado práctico y accesible para el investigador y el médico. El *Indice Médico de Medicina Complementaria* (el término complementario es análogo a la medicina natural en algunos países) ha sido preparado por la Universidad Británica.

Luego de la creación del Instituto Nacional para la Medicina Alternativa, las publicaciones de estudios que validan las terapias naturales han crecido logarítmicamente. Esta institución se ha dado a la tarea de promover, guiar y ordenar todo lo concerniente a la investigación de la terapéutica natural. Con fondos de la OMA se han designado diez centros para estudiar los tratamientos naturales para las más comunes y complejas enfermedades de hoy día: el SIDA, cáncer, adicciones, asma y alergias y otros (ver recuadro en página 17). [24] Revistas médicas convencionales como el *Journal of the American Medical Association (JAMA)*, *New England Journal of Medicine* (NEJM*)* y otros, publican hoy frecuentemente artículos relacionados con las terapias naturales. De igual manera, el número de revistas médicas naturopáticas ha proliferado significativamente.

---

24. OAM Funds Eight Research Centers to Evaluate Alternative Treatments, *Complementary and Alternative Medicine at the NIH*, Vol. 2, No. 5 and 6, Dic. 1995, p. 2.

Como la ola de la medicina natural ha arropado básicamente a todo el mundo, organizaciones internacionales como la Organización Mundial de la Salud (OMS) y el Centro Cochrane también se añadieron a la lista de instituciones investigadoras. La OMS tiene un programa para la evaluación de los sistemas de medicinas tradicionales o naturales –de hecho la OMA fue designada como el centro de investigación de los EE.UU. Otros 19 centros alrededor del mundo que incluyen países representantes de todos los continentes completan este programa de la Organización de

## Centros de Investigación de la Oficina de la Medicina Alternativa de los Institutos Nacionales de Salud en los Estados Unidos

| ENFERMEDAD | UNIVERSIDAD |
|---|---|
| HIV / SIDA | Universidad John Bastyr, Escuela de Medicina Naturopática |
| Adicciones y abuso de substancias | Universidad de Minnesota, Escuela de Medicina |
| Envejecimiento | Universidad de Standford |
| Asma, Alergias, Inmunología | Universidad de California, Davis |
| Cáncer | Universidad de Texas, Centro de Ciencias en Salud |
| Enfermedades generales | Universidad de Harvard, Escuela de Medicina |
| Dolor | Universidad de Virginia |
| Dolor | Universidad de Maryland, Escuela de Medicina |
| Apoplejías y condiciones neurológicas | Universidad de New Jersey |
| Enfermedades de la Mujer | Universidad de Columbia |

las Naciones Unidas (ONU). [25] El Centro Cochrane es un programa del Reino Unido para preparar, mantener y diseminar repasos sistemáticos de estudios controlados, en todas las áreas de salud. Sus descubrimientos son diseminados a los médicos, investigadores, y asesores en política de salud, y consumidores. En junio de 1996 la Universidad de Maryland a través de la oficina de la medicina alternativa se unió a otros grupos colaboradores de Cochrane en Tokyo, Munich, Australia, etc. [26]

Se estima que a través de diferentes Institutos Nacionales de Salud, además de la OMA, en el 1997 hayan gastado 44 millones de dólares.[27] En comparación con la poca investigación que se daba exclusivamente en las escuelas de medicina naturopática, y uno que otro estudio publicado en revistas de medicina convencional, esto representa un logro encomiable.

## 6. Dios las cría y ellas deben juntarse: medicinas complementarias

En muchas ocasiones médicos convencionales, simpatizantes de la naturopatía, llaman a ésta medicina complementaria; de hecho, en Inglaterra así se conoce la Medicina Natural, (ver figura pág. 6). Por otro lado, los médicos naturopáticos plantean que las terapias naturales deben utilizarse antes de las medicinas convencionales por el bajo riesgo de efectos secundarios y por ser menos invasivas.

De cierta manera, ambos tienen razón. Innumerables estudios y experiencias demuestran que las dos medicinas pueden complementarse y que utilizadas adecuadamente redundarían en un mejor beneficio para el paciente.[28] Incluso, los pacientes que en algún momento han abrazado la medicina natural como su alternativa primaria de salud, también continúan utilizando los servicios de la medicina convencional según evidencia

---

25. *Complementary and Alternative Medicine at the NIH*, Vol. 3, No. 1, April 1996, p. 4.

26. Berman B. M., M.D.,The Cochrane Collaboration and Evidence-Based Complementary Medicine, *The Journal of Alternative and Complementary Medicine*, Vol. 3, No. 2, 1997, pp. 191-194.

27. Wayne Jonas, M.D., Chronicles Two years as OAM Director, *Complementary and Alternative Medicine at the NIH*, Vol. 4, No. 3, July 1997, pp. 2.

28. David Flores Toledo, *La Homeopatía en la Unión Soviética. La Homeopatía de México*, Julio 1989, p. 20.

Avinia, R.L., and Schneiderman, L. J. *op. cit.*

recopilada. [29]

> He encontrado que los médicos naturopáticos de Portland (Oregon) están
> conscientes de las terapias alopáticas y refieren apropiada y en el momento
> indicado a aquellos pacientes que puedan beneficiarse de la cirugía
> convencional y la intervención farmacológica.
>
> Paul Kuccera, M.D., FACOG, FACsS.
> Profesor Asociado, Ginecología y Obstetricia,
> Universidad de Ciencias Médicas y Salud de Oregon

En los Estados Unidos encontramos que, a nivel privado y público, clínicas, sociedades médicas y hospitales están integrando ambas medicinas. El primer proyecto abarcador y financiado con fondos federales fue la *Seattle Natural Medicine Clinic*. El equipo médico está compuesto por médicos naturopáticos, médicos convencionales y quiroprácticos, además de masajistas terapéuticos, trabajadores sociales y enfermeras. El gobierno espera los resultados de una evaluación independiente para determinar cuál fue la satisfacción del paciente, cuál es el costo efectivo del proyecto y sus beneficios en términos de salud. [30] El programa ha sido tan exitoso que varios estados ya quieren emular este trabajo.

¿Cómo se complementarían estas dos medicinas...?

Con tratamientos y/o diagnósticos combinados.

No se puede negar que el uso apropiado de la tecnología médica, tanto en instrumentos de diagnóstico como en intervenciones agudas y de emergencias, son de gran utilidad y beneficio. Pero no sólo de tecnología vive el hombre. A diario vemos pacientes que se sometieron a las más rigurosos exámenes y tratamientos y todavía continúan enfermos. El uso de un remedio homeopático, cambio en la alimentación o un tratamiento de acupuntura para balancear su energía vital, es todo lo que necesitaba el desvalido.

Un ejemplo típico donde ambas medicinas pueden coexistir y trabajar en conjunto por el beneficio del paciente es en los casos de enfermedades

---

29. Eisenberg, David, M. E. et al, Unconventional Medicine in the United States: Prevalence, Cost and Patterns of Use, *NEJM*, Jan. 28, 1993; 328 (4): 246-252.

30. David Holzman, Seattle's New Alternative Medicine Clinic, *Alternative and Complementary Therapies*, Vol. 2, No. 3, May/June 1996, pp. 176-178.

hepáticas. La medicina convencional, en un caso como éste, puede aportar con sus exámenes y laboratorios la condición y la función hepática. El médico naturopático tiene un sinnúmero de medicinas botánicas, nutrientes, y homeopáticos para condiciones del hígado.

Otra situación similar en que el paciente necesita muchas veces la ayuda de ambas medicinas se da cuando hay que complementar el uso de ciertos fármacos convencionales y naturales para lograr un mejor resultado. Dos ejemplos de ello son: 1) Un estudio publicado en una revista médica encontró que el utilizar 500 mg de Vitamina C y Tetraciclina a la misma vez, aumentaba los niveles del antibiótico en la sangre, cuando se comparó con los que solamente tomaron el antibiótico;[31] 2) El uso de vitamina E y AZT (medicamento convencional utilizado para detener el crecimiento del virus del SIDA), ha sido de gran utilidad para disminuir la toxicidad del medicamento, según muestra otro estudio. [32]

Los tiempos en que ambas medicinas estaban encontradas están quedando atrás. La difícil situación a la que se enfrentaba el paciente tan pronto se decidía a buscar el tratamiento naturopático o alternativas para tratar la enfermedad que venía sufriendo por mucho tiempo, ya es cosa del pasado.

Desde que el gobierno, en el caso de los E.E.U.U., decidió evaluar objetivamente el interés genuino que tiene el público y los profesionales de salud por la utilización de estas alternativas de salud, la animosidad entre ambas medicinas ha mermado significativamente. De hecho, un sinnúmero de estudios tanto en los Estados Unidos como otros países han demostrado que a los médicos convencionales les interesaría aprender, referir y recetar tratamientos naturales. [33]

---

31. Freinberg N., Life T. *Adjunctive Ascorbic Acid Administration in Antibiotic Therapy*, J. Dent. Res. 1957; 36: 260-262

32. Gogu Sr, et al, Increased Therapeutic Efficacy of Zidovudine in Combination with Vitamin E, *Biochem Res Commun* 1989; 165; 401-407.

33. Taylor David, Young Doctor's View on Alternative Medicine, *British Medical Journal*, vol. 287, 30 July 1983, p. 337-339.

Franklin David, Medical Practitioners Attitudes to Complementary Medicine, *Complementary Medical Research*, June 1992, Vol. 6, No. 2, pp. 69-71.

Furnham A., Attitudes to Alternative Medicine: A Study of the Perceptions of Those Studying Orthodox Medicine, *Complementary Therapies in Medicine*, July 1993, 1, p. 120-126.

Coulson J., Doctors Need Evidence on Complementary Therapy, *BMA News Review*, July 1995, p. 16.

### 7. ¿Qué enfermedades pueden tratarse?

¿En qué me podrá ayudar la Medicina Natural? Es la pregunta que muchas personas se hacen. Por ser una alternativa "nueva de salud" son muchas las dudas del público sobre ¿cómo? ¿cuándo? y ¿de qué forma? mi condición podría beneficiarse con la Medicina Natural.

La respuesta básica es que casi todas (95%) las enfermedades pueden beneficiarse del tratamiento naturopático. ¡Noventa y cinco por ciento de las enfermedades! Sí, noventa y cinco por ciento. Tenemos que recordar que el beneficio terapéutico de una medicina va desde la curación total al alivio temporero o el colaborar con otro tratamiento que se esté siguiendo al momento. La intervención del médico naturopático para ayudar a un paciente debe ser primero una evaluación cuidadosa del paciente. Luego de esto, trazar un plan de acción por si se requiere trabajar en conjunto con otro profesional de la salud, o por si basta con esa evaluación primaria y las subsiguientes. No hay terapia absoluta, es por ello que ambas medicinas siempre tienen que estar disponibles para el paciente.

En términos generales podemos decir que la medicina naturopática es sumamente efectiva tratando enfermedades crónicas –condiciones que se vienen sufriendo por mucho tiempo– y las degenerativas. De nuevo, esto está supeditado a la condición específica del paciente. Por el hecho de que la medicina natural es vista como el último recurso, o la alternativa, como muchos la han llamado, las personas recurren a ésta cuando se han agotado las posibilidades dentro de la medicina convencional. Por eso las enfermedades más comúnmente vistas en el consultorio del médico naturopático son: 1) las que recurren frecuentemente (catarros frecuentes, alergias, etc.); 2) las que requieren de medicamentos continuamente para tener alivio (artritis, asma, dolores crónicos); 3) cuando el paciente no tolera el medicamento o tratamiento convencional (el uso de antibióticos cuando el sistema digestivo está delicado o el medicamento disponible para su condición le causa efectos secundarios); 4) cuando la terapia recomendada por el médico es cirugía, o no hay tratamiento para ella.

El *Texto de Medicina Natural* del Dr. Joe Pizzorno y Michael Murray describe alrededor de 70 enfermedades documentadas, con referencias científicas, tratamientos y/o medidas preventivas naturopáticas. Entre ellas se encuentran: el acné, asma, desórdenes afectivos, angina de pecho, artritis reumática, síndrome del túnel carpal, senos fibroquísticos, hemorroides, herpes simplex, enfermedades inflamatorias del intestino y otros.

Pero no debemos limitar la ayuda que pueda brindar la Medicina Natural a enfermedades con "nombre y apellido". Son muchas las satisfacciones del médico naturopático cuando puede ayudar a una persona, aun cuando su condición no tenga nombre, o no haya podido diagnosticarse. De estas últimas se compone un gran porciento de mi práctica y la de otros colegas. El poder ayudar a personas que de otra manera hubieran quedado desamparadas es la inspiración de todos los días para practicar esta linda profesión.

La mejor recomendación para las personas que andan buscando esta alternativa de salud es que identifiquen a un profesional bien cualificado y entrenado en las ciencias de la Medicina Natural. Dos organizaciones que pueden orientarle sobre éstos y otros pormenores de esta alternativa de salud son :

American Association of Naturopathic Physicians
P.O. Box 20386 Seattle
Seattle, Washington 98102
Teléfono: (206) 298-0126

Office of Alternative Medicine
P.O. Box 8218
Silver Spring, MD 20907-8218
Teléfono: (888) 644-6226

# I
# TERAPIAS

## Ayurveda

*El propósito de la Ayurveda es decirnos cómo nuestras vidas pueden ser influenciadas, formadas, extendidas, y controladas sin la interferencia de la enfermedad o la vejez.*
Deepak Chopra
Del libro *Salud perfecta, una guía completa de la mente y el cuerpo*

Alrededor de 3,500 años, antes de que el Padre de la Medicina, Hipócrates, estableciera las bases de la ciencia médica (y natural) los hindúes ya comenzaban a documentar y observar los procesos fisiológicos de nuestro cuerpo.

Esto se debe a que el origen de las ciencias médicas hindúes, están ligadas a su filosofía de vida y espiritual. Es por eso que la Medicina Ayurvédica, como mejor se la conoce a la Medicina Hindú, aparece en las escrituras sagradas, *Védicas* y *Upanishadas*; y sus principios se basan en la filosofía de la creación, Samkhya (en sánscrito esto significa "la verdad del saber"). La verdad del saber y de la creación era establecida por los Rishis, "seres evolucionados", que a través de prácticas y disciplinas religiosas profundas, lograban verdad y sabiduría para ellos y para los demás. Es dentro de este contexto funcional del universo que el Ayurveda explica su práctica y sus principios. El significado del Ayurveda proviene de Ayur que significa vida y de veda que significa conocimiento. Dicho de otra forma el Ayurveda no es otra cosa que el conocimiento de la vida.

Sobre esa visión universal dice el Dr. Vasant Lad en su libro *Ayurveda the Science of Self-healing*: "el Ayurveda le enseña al hombre que él es un microcosmos, un universo propio, es hijo de las fuerzas macrocósmicas. Su existencia individual será indivisible de la manifestación universal total". [1] Esta visión no puede describir mejor el origen y la práctica ayurvédica, sus principios y su interpretación. Esa unión con el todo y su explicación filosófica es la que ha hecho del ayurveda una de las terapias naturales más populares actualmente. La explicación "holística" (ver pág. 6) para la definición del término holístico) del hombre y su manifestación sobre nuestra salud fue descrita por los hindúes hace seis mil años; y seis mil años de observación, experimentación y práctica, es mucho decir.

En Occidente últimamente es que comienza el auge de la Ayurveda, así como en otros lugares del mundo ha sido también muy bien aceptada. Por ejemplo, las Naciones Unidas la reconocen como una medicina tradicional genuina, que debe ser protegida y desarrollada como una alternativa de salud, no tan sólo para la India, sino para otros países.

En el 1970 el gobierno de la India estableció el Consejo Central para el Ayurveda, con el propósito de registrar y cualificar practicantes así como acreditar y establecer más escuelas de dicha Medicina. Actualmente se requieren tres y medio años de estudio para el Bachiller en Ayurveda, incluyendo estudios básicos en medicina convencional. Para la cualificación completa, tres años más de estudios graduados. También se han creado cuerpos reglamentadores para la manufactura e investigación de las medicinas patentizadas. En la época de los ochenta se estimaba que había 400,000 practicantes, 242 hospitales y 11,000 dispensarios en la India solamente. [2]

En los Estados Unidos, el crecimiento de la Medicina Natural y las prácticas filosóficas orientales han abierto el camino para que la Ayurveda se esté aceptando rápidamente. En tan sólo unos años, los seguidores del Ayurvedismo se han multiplicado. Ejemplo de ello es el hecho de que entre los libros de salud más vendidos en los Estados Unidos actualmente se encuentran: *Ageless Body, Timeless Mind* y *Perfect Health:*

---

1. Lad Vasant, Ayurveda, *The Science of Self-Healing*, Lotus press, Wilmot, Wi.,1984, p. 18.
2. Fulder Stephen, *The Handbook of Complementary Medicine*, 2 Edition, Oxford University Press, New York, 1988, p. 111.

*The Complete Mind/Body Guide.* [3] Ambos discuten los principios y práctica ayurvédica y fueron escritos por el Doctor Deepak Chopra, famoso endocrinólogo que hoy practica la Ayurveda.

## 1. Filosofía "universal" de salud

De acuerdo con el Samkya (filosofía de la creación) el universo provino de una energía masculina, Purusha, y una femenina, Prakruti. De aquí, la energía universal se fue transformando hasta diferenciarse en cinco elementos inorgánicos, representados por el éter, el aire, el fuego, el agua y la tierra.

En términos de nuestro cuerpo físico el éter es espacio: boca, nariz, intestino, tracto respiratorio, tórax y capilares; el aire representa el movimiento, como el de los músculos, pulso cardíaco, expansión y contracción de los pulmones y el movimiento del estómago e intestinos. El fuego se relaciona al metabolismo. El agua, a las secreciones de jugos digestivos, glándulas salivares y membranas mucosas; finalmente, la tierra, que se presenta en el cuerpo como estructuras sólidas: huesos, cartílagos y uñas.

Cuando el individuo nace se combinan dos de estos elementos formando una docha. Las dochas son clasificaciones físico-biológicas de cada individuo, de acuerdo a sus manifestaciones físicas, mentales y fisiológicas particulares (lo que en Homeopatía se refiere a constitución).

El clasificar a un paciente en uno de los dochas es fundamental para su evaluación y tratamiento. Son tres los dochas ayurvédicos básicos: Vata, Pitta, Kapha. Desde el punto de vista de elementos universales.

El Kapha se compone de agua y tierra. El Pitta de fuego y agua, y el Vata de aire y éter. El primero mora en el sistema respiratorio, coyunturas, plasmas y secreciones líquidas del cuerpo; el segundo, en el estómago, intestino delgado, glándulas salivares, sangre, ojos y piel; y el tercero, en el intestino grueso.

A nivel fisiológico el Kapha brinda la resistencia para la estructura física, lubrica las coyunturas, humidifica la piel, ayuda a sanar cicatrices, vigoriza,

---

3. *Reading for Health in the Nineties*, Natural Health, The Guide to Well-Being, Nov./Dec. 1993, p. 93.

fortalece la memoria y mantiene la inmunidad. Pitta controla la digestión, absorción, asimilación, el lustre de los ojos, la inteligencia y el entendimiento. Por último, el Vata está relacionado a todo lo que sea movimiento: músculos, pulsaciones, contracciones y expansiones de los pulmones.

La enfermedad o el desbalance de nuestro cuerpo se puede corregir ingiriendo las plantas que aplaquen el dosha desarmonizado. Ejemplo: El Kapha se apacigua con plantas como el jengibre; el Pitta con cilantro; la albahaca y el clavo dulce calma el Vata. El tomar hierbas que fomenten un dosha ya alterado agravará la condición de ese mismo humor. Por ejemplo, tomar mostaza, que fomenta el Pitta, no es recomendable en una persona con dermatitis.

## 2. Diagnóstico Ayurvédico

El universo y la naturaleza tienen unas leyes que los mantienen en continuo balance. Alterar una de esas leyes causará perturbaciones generales y particulares. Según los principios ayurvédicos, esto también aplica a nuestro cuerpo: la salud es orden, la enfermedad es desorden. El estado de salud ideal existe cuando nuestros órganos y sistemas funcionan en perfecta armonía. En otras palabras, si los humores o doshas en nuestro cuerpo se desempeñan normalmente, estaremos rebosantes de salud; si no, aparecerá la enfermedad.

Los doshas se manifiestan en nuestros cuerpos con distintas características. Estos distintivos le indican al médico ayurvédico la constitución del individuo y cuál humor se encuentra fuera de balance.

Por ejemplo: a un individuo con piel enrojecida, apetito excesivo, y mente agresiva, se le clasificará en la constitución Pitta. Este individuo durante su vida tendrá inclinación hacia las enfermedades Pitta: como la dermatitis (inflación de la piel cuyo síntoma característico es el enrojecimiento de la piel). La sinusitis, tonsilitis, o congestión pulmonar serían ejemplos de enfermedades Kapha. El Vata descontrolado puede finalizar en ciática, estreñimiento, artritis, etc.

## 3. Remedios Ayurvédicos

Las terapias ayurvédicas para el tratamiento de las distintas enfermedades son básicamente cuatro: las hierbas, el yoga, la dieta, y la cirugía. Aunque en los antiguos textos de Medicina Ayurvédica (200 años antes de Cristo) ya se discutían cirugías para las hemorroides, cataratas, hernias y cirugías plásticas, en este libro sólo trataremos las técnicas más semejantes a la filosofía y práctica naturopática (hierbas, yoga, alimentación, etc.). [4]

### a. Hierbas

Su eficacia terapéutica ha sido comprobada por la investigación médica moderna en muchas de sus aplicaciones. La farmacología hindú enumera más de 8,000 recetas, y hay alrededor de 70 libros sobre plantas medicinales,

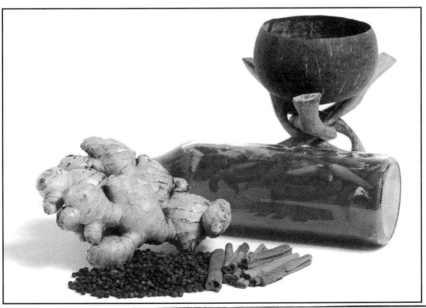

*El ají, el jenjibre, la canela y la pimienta; especies empleadas por la medicina ayurvédica para tratar distintas enfermedades. (Foto por Miguel Maldonado)*

4. Pizzornno, J. E. and Murray, M. A., *Textbook of Natural Medicine*, John Bastyr College Publications, Seattle, Wa. 1988, p. III Ayurveda-2.

muchas de ellas conocidas en Occidente: jengibre, jenjibrillo, ají, etc.

La medicina convencional ha reconocido el valor terapéutico de varias plantas medicinales ayurvédicas y las utiliza en su repertorio. La Rauwolfia serpentina, un antihipertensivo y la Curcuma longa, un antinflamatorio, son sólo dos ejemplos. [5] La utilización de plantas como método curativo –según la Ayurveda– sigue muy específicamente la teoría de los doshas (Vata, Pitta, Kapha). Luego de que el médico ha determinado cuál de los humores está alterado, recomendará las plantas necesarias para armonizar ese dosha. Para esto la hierba medicinal tiene que ser clasificada de acuerdo a unas propiedades naturales, según las percibe nuestro sentido de sabor: dulce, agrio, salado, pungente, amargo, y astringente. Un ejemplo de cada uno de ellos es: el dulce de la miel y los almidones; el salado de la salsa soya; el pungente como la cebolla, el amargo del limón; y el astringente como la fruta granada. Los sabores a su vez están compuestos de los cinco elementos del universo: éter, tierra, fuego, agua, aire. (Como ya habíamos discutido, los doshas están también compuestos de elementos universales). El dulce se compone de tierra y fuego; el pungente de fuego y aire; el amargo de aire y éter, y el astringente de tierra y aire.

Este uso anecdótico y folklórico se ha ido evaluando científica y médicamente. Encontrándose entre algunas de las plantas un gran potencial terapéutico:

**Boswellia serrata.** – Una planta con propiedades analgésicas y antinflamatorias, lo que convierte a esta medicina en un remedio ideal contra la artritis y el reuma. Estudios científicos demuestran esta propiedad.[6]

**Whitania somnífera.** – Excelente rejuveneciente y tónico energético, para combatir el cansancio, la fatiga mental y retrasar la degeneración celular. Sus usos son comparados a los de una planta china famosa en oriente y occidente por semejantes propiedades: el ginseng chino. Su

5. *Ibíd.* p. 8.
6. Ammon H.P., Mack T., et al, Inhibition of Leukotriene B 4 Formation in Rat Peritonial Neutrophils by an Ethanolic Extract of Gum Resin Exudate of Boswellia serrata, *Planta Medica*, 57: 203-207,1991.

nombre común es Ashwagandha. [7]

**Gymnema sylvestre.** – Usada como hipoglicémico contra la diabetes, ha demostrado ser muy eficiente.[8] Su potencial como agente antidiabético es tal que estudios extensivos en seres humanos son inminentes.

**Commiphora mukul.** – Capaz de reducir el colesterol "malo" (LDL, VLDL), aumentar el "bueno" (HDL) y disminuir los triglicéridos. [9] Complemento perfecto para prevenir arteriosclerosis y enfermedades cardiovasculares, y no posee efectos secundarios. El "gugul " es el nombre común de esta planta.

**Preparaciones especiales.** – La combinación de varias plantas medicinales de la India han demostrado beneficios para la prevención y tratamiento de ciertos tipos de cáncer, incluyendo el de los senos, pulmón y el colon. [10] El mismo compuesto ha demostrado ser efectivo en el tratamiento de ciertas condiciones mentales, infecciones, y la prevención del envejecimiento. [11] El Instituto Nacional del Cáncer ha auspiciado varios estudios en vitro, para determinar las propiedades quimiopreventivas de algunos de estos compuestos.[12] Se cree que sus efectos estén relacionados con mecanismos antioxidantes. [13]

---

7. Singh N., Nath R., et al, Withania somnifera (Ashwagandha) A Rejuvenating Herbal Drug Which Enhances Survival During Stress (an Adaptogen), In *J Crude Drug Res* 1:290-295, 1982.

8. *Journal of Ethnopharmacology*, 30 (1990) 265-279.

9. Nityanad S., Srivastava J. S., et al., Clinical Trials with Guggulipid: A New Hypolipidemic Agent, *J. Assoc. Phys. India* 37 (5): 32-328, 1989.

10. Sharma, H. M., et al, Antineoplastic Properties of Maharishi 4, against DMBA-Induced Mammary Tumors in Rats, *Journal of Pharmacology, Biochemistry, and Behavior* 35: 767-773.

11. Alexander, C. N., et al, Transcedental Meditation, Self-actualization, and Psychological Health: A Conceptual Overview and Statistical Meta-analysis, *J. Soc. Behav. Pers.* 6 (5);189-247.

Thyagarajan, S. P., et al, Effect of Phyllanthus amarus on Chronic Carriers of Hepatitis B virus, *Lancet* 2 (8614): 764-766.

Alexander, C.N., et al, Trascendental Meditation, Mindfulness and Longevity: an Experimental Study with the Elderly, *J. Pers. Soc. Psychol*, 57: 950-964.

12. *Alternative Medicine, Expanding Medical Horizons, A report to the National Institutes of Health on Alternative Medical Systems and Practices in the United States*, p. 81.

13. Fields, J. Z., et al, Oxigen Free Radical Scavenging Effects of an Anti-Carcinogenic Natural Product, Maharishi Amrit Kalash (MAK). *The Pharmacologist* 32:155.

## b. Alimentación

Igual que con las plantas, las recomendaciones dietéticas de la Medicina Ayurvédica están basadas en las "dochas". Los alimentos serán clasificados según el sabor: dulce, agrio, salado, amargo, pungente y astringente (en menor grado también se toma en consideración si el alimento es pesado, liviano, caliente, frío, aceitoso, seco, líquido o sólido). Veamos algunas recomendaciones generales:

**Kapha**: Durante el invierno este humor está exaltado por lo que alimentos que le agraven como el helado, la leche y los aceites, están contraindicados. El mangó, la papa, y la avena seca, por el contrario, son selecciones positivas para balancear el Kapha.

**Pitta**: Las condiciones ambientales del verano producen desorden en el Pitta. La comida picante, condimentada y pungente agravan este dosha: las frutas, los vegetales dulces, y el arroz, disminuyen los síntomas de un Pitta exaltado.

**Vata**: La constitución del aire y el éter se agrava durante el otoño cuando la atmósfera por lo general está seca y ventosa. Las frutas como el guineo, los higos y los limones; los vegetales cocidos como el espárrago, la remolacha y la zanahoria; y los lácteos deben estar en el menú antivata. Por otro lado las frutas secas, la coliflor y la berenjena, molestarían al Vata exaltado y las enfermedades asociadas a éste.

## 4. Yoga... para el plano físico y mental

La práctica de ejercicios Yoga intenta armonizar nuestra mente y lograr cambios fisiológicos en nuestro cuerpo. Sabemos que la literatura médica ha documentado de manera extensa cambios que pueden ocurrir en nosotros cuando estamos bajo estrés intenso y mientras practicamos técnicas de meditación o posturas yogas.[14] La ciencia médica convencional ha logrado confirmar a través de sus instrumentos sofisticados algunos antiguos conocimientos y experiencias del médico ayurvédico, con respecto

---

14. Funderburk, J. 1977. *Science Studies of Yoga – A Review of Physiologic Data.* Himalayan Institute of Yoga Science and Philosophy of U.S.A.

al yoga. Pacientes con condiciones como la diabetes, el asma, y la hipertensión han tenido mejorías significativas al incorporar el Yoga a sus tratamientos (ver secciones específicas de las condiciones).

La meditación trascendental, una técnica simple y sencilla de meditar, parecida al yoga en sus propósitos, ha mostrado ser capaz de disminuir las estadías y visitas a los hospitales cuando se compara con personas que no practican esta meditación. [15]

Por otro lado, se ha encontrado también que las personas pueden retrasar el proceso de envejecimiento, y sus consecuencias, cuando practican la meditación trascendental, según estudio publicado por la *Revista Internacional de Neurociencia.* [16]

## 5. Otras técnicas de sanación y balance

### a. Aromaterapia.

Uso de plantas medicinales aromáticas para sanar y lograr el balance de los doshas. (Ver sección de Medicina Botánica para más información sobre la Aromaterapia).

### b. Técnica de felicidad o "gozo" (*bliss technique*).

El uso de sonidos vibratorios para poner la mente en contacto con nuestro cuerpo. Difiere de la meditación porque el propósito fundamental es experimentar el bienestar, y no tanto la tranquilidad y la paz.

### c. Musicoterapia.

El uso de música (usualmente médica) para balancear los doshas y cambiar nuestra fisiología. Ciertas melodías alteran nuestras emociones,

---

15. *Psychosomatic Medicine*, 49 (1987) 493-507.
16. *International Journal of Neuroscience*, 16 (1982), p. 53-58.

y éstas a su vez nuestra fisiología.

### d. Terapia de marmas.

Igual que en los puntos de meridianos de la Medicina China, la Medicina Ayurvédica posee puntos sensitivos en nuestra piel que mueven nuestra energía vital y la salud. Se han localizado 107 marmas alrededor de nuestro cuerpo.

### e. Panchakarma.

Serie de técnicas que incluyen: masajes, enemas, sudoración y limpiezas nasales con el propósito de remover toxinas e impurezas de nuestro cuerpo. Se usa como tratamiento preventivo mayormente.

El uso combinado de estas terapias, el yoga, la meditación, y las plantas medicinales, hacen del sistema de sanación ayurvédico uno sencillo y sabio, que cautiva cada día más y más personas de Occidente.

# II
# HOMEOPATÍA

*La Homeopatía cura un porciento mayor de casos que ningún otro método de tratamiento, y sin duda alguna es la ciencia médica más segura, económica y completa.*
Mahatma Ghandi

Utilizada por alrededor de un 80% de las personas en países desarrollados. La Medicina Homeopática ha sido una de las modalidades terapéuticas naturales más famosas, más usadas, más reconocida y más controversial.

"Más famosa", porque personalidades como la Reina de Inglaterra y su familia se han beneficiado de sus tratamientos desde el 1830, ya que tienen en su grupo de médicos especialistas a un homeópata.[1] En la India, Mahatma Ghandi y la Madre Teresa han sido fieles seguidores y defensores de la Homeopatía. Otras celebridades como Mark Twain, el General San Martín (en Argentina), John D. Rockefeller, Van Gogh, y otro sinnúmero de artistas famosos, también han utilizado esta modalidad naturopática.[2]

"Más usada", porque, cuando bebés, casi todos nosotros la hemos tomado —por eso se dice que alrededor de un 80% de las personas la han utilizado. ¿Cuáles fueron las primeras medicinas que nos dieron cuando teníamos problemas de dentición, cólicos o diarreas?... Los específicos homeo-páticos. (El nombre de específicos proviene de la similitud

---

1. *Cook, Samuel Hahneman*, pp. 142-144.

2. Ulman Dana, M.P.H., Homeopathy in America: a Status Report. *Homeopathic Research Reports*, Winter 1989-90, pág. 1-2.

que requieren los remedios para cada condición y también de que, por lo general, las cajas de medicinas homeopáticas tenían y todavía tienen números que facilitan su compra. Por ejemplo: El número tres es bueno para la dentición; y el diez para los cólicos.)

Más reconocida, porque hay países cómo México, Argentina, Francia e India, donde el gobierno, las universidades y los profesionales reconocen y/o reglamentan y promueven la validez terapéutica de esta medicina. Dentro de la Medicina Naturopática no ha habido otro tratamiento –por lo menos a nivel gubernamental– con más reconocimiento que éste.

Más controversial, porque, al día de hoy, hay documentados miles y miles de casos clínicos, aun cuando se desconoce su mecanismo de acción. ¿Recuerdan el anuncio?: "nadie sabe cómo alivia, todos saben que sí alivia"...

## 1. Dosis mínima de historia

Describir la historia de la medicina homeopática en varios párrafos es tarea difícil. Desde sus inicios, ésta se ha rodeado de hechos muy interesantes: pequeñas dosis infinitesimales, inmedibles por instrumentos científicos son capaces de curar las más difíciles enfermedades; el hecho de que famosas personalidades del mundo la han utilizado; hasta que fue una profesión organizada antes que la Asociación Médica Americana.

Para el año 1796 el Doctor Samuel Hahnemann, fundó la homeopatía, cuando se desempeñaba como traductor de trabajos médicos, porque estaba disgustado con la forma en que la medicina convencional trataba las enfermedades en aquella época.  En su país natal, Alemania, era considerado uno de los mejores traductores médicos, ya que conocía siete idiomas, además de haber estudiado farmacología. [3]

Interpretando el trabajo de William Cullen sobre el tratamiento de la malaria con la planta Cinchona Officinale (quinina del Perú), el Doctor Hahnemann sugirió otra explicación curativa para esta planta que luego pasó a ser el nacimiento de una nueva práctica médica, la homeopatía. El

---

3. Ulman Dana, *Homeopathy: Medicine for the 21st. Century*, North Atlantic Books,Berkeley, California, 1988, p. 34.

Doctor Cullen había concluido en su trabajo que el efecto curativo de la quinina sobre la malaria se debía a su astringencia (sustancia o agente que estrecha o contrae los tejidos). Hahnemann, excelente conocedor de la farmacología médica, disintió de esta explicación, porque plantas con poderes más astringentes que la cinchona no tenían efecto curativo sobre la malaria. Entonces, movido por una curiosidad intelectual e investigativa, el fundador de la homeopatía planteó que posiblemente substancias capaces de producir ciertos síntomas cuando se ingerían en grandes cantidades, podían curar similares síntomas cuando esa misma substancia se utilizase en pequeñas dosis. En el caso de la malaria y la quinina del Perú se encontró que la planta puede producir fiebre intermitente, escalofríos y sudoración; los mismos síntomas que caracterizan a la malaria.

En los años siguientes, el doctor Hahnemann se dedicó a pulir y experimentar esta teoría, que luego llamó: "Ley del Similar", el principio fundamental de la medicina homeopática.

El siglo 19 fue muy significativo para la Homeopatía. La "Ley de los Símiles" y su ideal de curación: "suave, gentil y rápido", que estableció Hahnemann, logró que esta alternativa médica creciera vertiginosamente tanto en Europa como en los Estados Unidos. Excelentes resultados clínicos, tratando las epidemias de la época como el cólera y la fiebre amarilla. [4] (En el caso del cólera, se encontró que sólo el 3% de los pacientes homeopáticos morían;[5] para la fiebre amarilla los resultados clínicos eran más satisfactorios que cualquier otro tratamiento, según estadísticas gubernamentales.[6] Y el hecho de que la homeopatía utilizaba procedimientos menos drásticos que los de la medicina alopática [7] (sangrías, vejigatorios, vomitivos, y purgantes tóxicos) facilitó que la homeopatía se convirtiera en un sistema de tratamiento médico muy popular a fines del siglo pasado y a principios del actual.

El crecimiento de la homeopatía fue tal que para el 1900, en los Estados Unidos, había alrededor de 22 escuelas médicas de homeopatía, 100 hospitales, 60 orfanatorios y asilos para ancianos, y unas 1000 farmacias

4. Ibíd. 42–43.
5. Coulter Harris, *Divided Legacy, The Conflict Between Homeopathy and the American Medical Association*, North Atlantic Books, Berkeley, California, 1973, vol. 3, p. 208.
6. Ibíd, 299–302.
7. Término creado por Hahnemann para calificar la medicina convencional, que emplea remedios no de acción semejante como la homeopatía, sino de acción contraria o diferente.

homeopáticas, según el historiador Harris Coulter, autor del libro: *Divided Legacy, The Conflict Between Homeopathy and the American Medical Association*. [8]

Varios hospitales homeopáticos figuraban entre los más famosos y grandes de la nación americana. El New York City's Metropolitan Hospital y el Middletown State Homeopathic Hospital (famosa institución para el tratamiento de enfermedades mentales) tenían 1,897 y 2,162 camas, respectivamente. Casi todos los tratamientos aplicados en estas instituciones eran homeopáticos. [9]

Pero este crecimiento fue detenido por tres factores que golpearon severamente al movimiento homeopático hasta recientemente que vuelve a resurgir.

El primero de esos factores fue el Informe Flexner, sobre la educación médica, en 1910. Entre otras cosas, este informe trató de comparar la educación médica ortodoxa con la homeopática; y aunque la calidad de las escuelas homeopáticas era excelente, según fue demostrado por sus estudiantes en los resultados obtenidos en las revalidas médicas nacionales de la época, era imposible pretender igualdad con los alópatas, pues los principios y práctica de las dos medicinas se diferenciaban marcadamente. [10]

Segundo, los tratamientos médicos ya no fueron tan drásticos con el advenimiento de nuevas medicinas (como el antibiótico), provocando que las personas retornaran sin la aprehensión del pasado a los tratamientos convencionales.

Finalmente, las luchas internas de la comunidad homeopática, en cuanto a cómo debía practicarse la misma (filosofía, principios, etc.) hundió más la profesión. En Chicago nada más, había cuatro sociedades homeopáticas diferentes para el 1901. [11]  La decadencia fue tan grande que para el 1923 quedaban sólo 2 escuelas homeopáticas, y para el 1950 ninguna. [12]

---

8. Coulter, Harris, *op. cit.*, p. 304, 460.
9. *Hospitals and Sanatoriums of the Homeopathic School of Medicine*, Washington D.C., Council on Medical Education of the American Institute of Homepathy, 1916.
10. Coulter, Harris, *op. cit.*, 444.
11. Ulman D., *op. cit.*, p. 34.
12. Kaufamn, *Homeopathy in America*, p. 166.

Sin embargo, como ha pasado con otras situaciones, en la historia de la humanidad, las mismas razones que hicieron caer a la Homeopatía, la están haciendo resurgir: el sector homeopático se está uniendo; la educación y la investigación científica se están equiparando a la médica; y las personas vuelven a buscar tratamientos más sutiles para sus enfermedades crónicas.

Hoy día la mejor preparación académica en homeopatía es provista por las escuelas de medicina naturopática acreditadas por el departamento de educación federal. El porqué de cómo esto es así, se debe a que por muchos años estas escuelas mantuvieron la llama de la práctica homeopática encendida en los Estados Unidos. ¿Y por qué la adopción de la Homeopatía por parte de los médicos naturopáticos? Porque muchos de los principios filosóficos de la medicina naturopática como: (1) el poder curativo de la naturaleza; (2) la prevención; (3) la visión integral del ser humano; (4) no hacer daño (no usar medicamentos que produzcan efectos adversos) son también principios de la medicina homeopática.

Fuera de estas escuelas hay organizaciones como el Centro Nacional de Homeopatía y la Fundación Internacional de la Homeopatía que han organizado programas de diferentes niveles para profesionales de la salud (médicos, quiroprácticos, farmacéuticos, enfermeras y otros). Seminarios básicos y avanzados son ofrecidos frecuentemente por otras organizaciones e instituciones menos conocidas.

En los últimos años la aceptación es tal que la Administración Federal de Drogas y Alimentos reportó en el 1985 que las ventas de medicinas homeopáticas estaba creciendo a razón de 1000% anual. [13] Una encuesta realizada por la firma Yankelovich, Clancy, Shulman para Times/CNN descubrió que el 3% de los ciudadanos americanos han utilizado la Homeopatía en algún momento.[14]

Contrario a los Estados Unidos, en otros países la homeopatía no ha tenido contratiempos tan severos, posiblemente porque grandes figuras gubernamentales favorecían este tratamiento. El apoyo y el reconocimiento de la familia real inglesa hacía la Homeopatía creó tanta simpatía que hoy

---

13. Riding the Coattails of Homeopathy, *F.D.A. Consumer*, March, 1985, p. 31.
14. Claudia Wall, Why New Age Medicine is Catching On, *Time*, November 4, 1991, p.75.

día entre el 42 y 48% de los médicos convencionales han referido pacientes a médicos homeopáticos.[15] Según el New York Times las consultas homeopáticas en Inglaterra aumentan a razón de 39% anual. [16]

En Francia, el ex-Presidente Mitterrand solicitó más experimentación, para que la homeopatía se incorporara como parte de los tratamientos generales – el  mismo mandato que ha dado el Congreso de los Estados Unidos a través de la Oficina de la Medicina  Alternativa en los Institutos Nacionales de Salud. [17] Alrededor del 25% de la población francesa recibe tratamiento homeopático regularmente; más de 10,000 médicos la prescriben; y la venta de estos productos en 1985 asciende a 150 millones de dólares (20,000 farmacias tienen en sus inventarios medicinas homeopáticas). [18]

Un ejemplo similar es el caso de la India. Mahadma Ghandi fue fiel

---

### Remedios homeopáticos de uso común

**Allium cepa** (cebolla roja): recomendado en los inicios de un catarro cuando hay estornudos e irritación de los ojos.
**Arnica montana**: dolor en el cuerpo por actividad física fuerte y prolongada. Hematomas causadas por golpes.
**Belladona**: fiebres que se desarrollan rápida y violentamente, caracterizadas por oleadas de calor y dolores de cabeza punzantes.
**Eupatorium perfolatum**: síntomas de influenza, dolor en los huesos, febrilidad y cansancio.
**Hypericum**: traumas y golpes en regiones de muchos nervios (pies, dedos, coxyscoxis, etc.). Dolores tirantes, lancinantes y neuralgias.
**Ipecacuana**: uno de los remedios más usados para las náuseas y vómitos. Disturbios gástricos y tos sofocante.
**Pulsatilla nigricans**: dolor de oídos y otras condiciones del tracto respiratorio alto como fiebre de heno y dolor de garganta. Los síntomas físicos van acompañados de depresión, tristeza y deseos de compañía.
**Sulphur**: eczema y alergias de la piel con mucho picor de noche, con calor y cuando le cae agua sobre la lesión.

---

15. Richard Wharton and George Lewith, "Complementary Medicine and the General Practitioner", *British Medical Journal*, 292 (June 7, 1986): 1498-1500.

16. *The New York Times*, January 9, 1985.

17. Medicines Douches: La Revanche de L'Homéopathie, *Le Nouvel Observateur*, April 12, 1985, pp. 36-41.

18. "Homeopathy in France and England Surveys Show Impressive Support", *Homeopathic Research Reports*, Summer 1987, p. 1 and 4.

defensor y promotor de la Homeopatía, y, hoy por hoy, esta nación está considerada como la más grande proveedora de servicios médicos homeopáticos. Alrededor de 200,000 practicantes, 150 hospitales y 104 colegios componen la gran comunidad homeopática. Para obtener un diploma doctoral en esta especialidad médica, se requiere de 4 a 5 años de estudios, y sus escuelas son evaluadas por el Consejo Central de Homeopatía, una entidad gubernamental acreditadora.

En nuestro continente, México, Argentina y Brasil están en la vanguardia de la práctica homeopática. México, principalmente, ha recibido todo el apoyo gubernamental para desarrollar esta especialidad médica. Por todo el país se encuentran hospitales e instituciones homeopáticas. Casi todos los países latinoamericanos y caribeños conocen en mayor o menor grado la Homeopatía.

## 2. ¿Cómo funciona la homeopatía ...?
## Otra mínima explicación

Un principio básico describe el mecanismo mediante el cual la Homeo-

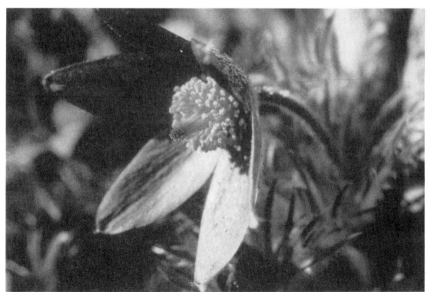

*Pulsatilla nigricans.* (Foto cortesía de la Compañía Boiron)

patía logra restablecer el funcionamiento normal de nuestro cuerpo.

En palabras de Hahnemann:

Ley de Similitud: "El medicamento que, actuando sobre los hombres sanos, ha podido producir síntomas semejantes a los de la enfermedad cuyo tratamiento uno se propone, posee también, cuando se lo emplea a dosis suficientemente atenuadas, la facultad de destruir de una manera pronta, radical y durable, la universalidad de los síntomas de este caso mórbido, es decir, toda la enfermedad presente. [19]

Dicho de otra forma:

Una substancia capaz de producir síntomas en un individuo sano, puede, en dosis bien "pequeñas", curar esos mismos síntomas en enfermos con síntomas semejantes (ver el ejemplo de la cinchona en la página 36). Además de la cinchona, otros ejemplos de cómo funciona la ley de la similitud son: (1) el Digoxin (medicamento farmacéutico derivado de la palabra Digitalis) que puede producir arritmias cardíacas en grandes cantidades, pero en pequeñas concentraciones se usa como antiarrítmico; (2) los virus y las bacterias tienen efectos terapéuticos en nuestro cuerpo en forma de vacunas cuando se utilizan en pequeñas dosis.

Cuando el médico homeópata evalúa al enfermo prescribirá a base de cuál tos o cuál dolor de cabeza se asemeja más al que produce un remedio en dosis toxicológicas. El doctor determinará exactamente la hora, la temperatura, la posición del cuerpo, en que la tos o el dolor de cabeza se agravan, porque cada remedio posee su particularidad. En ello estriba la ley del similar y la práctica del homeópata.

Los remedios homeopáticos están compuestos de substancia de la naturaleza, ya sea del género vegetal o animal. Un ejemplo del reino vegetal es el árnica, del mineral es el azufre (sulfur) y del animal el tinte del calamar (sepia).

Pero, más importante que la substancia que ingerimos es la concentración encontrada en el remedio. Los medicamentos convencionales poseen lo que se llama una concentración farmacológica de una substancia activa, la cual es medible por un instrumento analítico. El remedio homeopático, por el contrario, está disuelto tantas veces que el instrumento

19. Eizayaga F., *Tratado de Medicina Homeopática*, Edición Marecel, Buenos Aires, 1981, p. 37

medidor más sensible del laboratorio no puede detectarlo. En esto estriba la diferencia entre el fármaco común y el remedio homeopático. Al disolver en esas concentraciones tan pequeñas una substancia, ésta estimulará y provocará las reacciones naturales curativas en nuestro cuerpo, sin verdaderamente tener un efecto directo, como lo tiene la farmacología convencional.

La mejor forma de explicar este principio homeopático de la alta dilución es ilustrándolo:

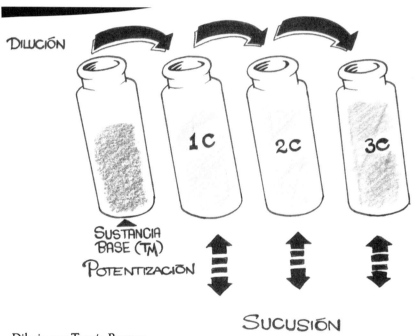

Dibujo por Tomás Burgos

Primero se selecciona la substancia sobre la cual se preparará el remedio, en forma de extracto o tintura madre (por ejemplo la planta Pulsatilla nigricans). De la tintura extraemos una gota y la añadimos a 99 gotas de solvente (agua, alcohol). Al agitar esta mezcla obtendremos la potencia 1c (el término potencia es utilizado para designar la concentración, o "dosis", es algo así como los miligramos de un medicamento convencional). Las potencias subsiguientes se prepararán con un procedimiento igual que el anterior, lo único que la gota a diluirse provendrá de la potencia o dilución anterior. Por ejemplo, de la 1c a la 2c y de ahí a la 3c. Así continuaremos hasta llegar a la potencia deseada.

Las potencias más comunes son: las X (diluciones decimales), las C (centesimales), y las M (milesimales). La decimal significa: una gota de substancia activa por nueve de diluyente (1:10), la centesimal una en cien (1:100), la milesimal (1:1000).

Los remedios pueden encontrarse con una sola substancia (por ejemplo árnica) o con varias (árnica y sábila). El que tiene varias se llamará homeopático complementario, y es el más común en la farmacia o en la tienda de salud. El de una sola substancia, casi siempre requiere la recomendación del médico homeopático, y, por lo general, sólo se consigue en la oficina del médico.

## 3. La curación con dosis mínima

Por años los estudios para determinar el mecanismo de acción de la homeopatía en nuestro organismo había quedado rezagado por dos razones fundamentales: 1) a los homeópatas les bastaba con sólo documentar sus resultados clínicos y los casos curados; 2) al no poseer cantidades "medibles" de substancias activas los científicos tenían mucha incredulidad de las posibilidades terapéuticas de las medicinas homeopáticas. En los últimos años esas posiciones han variado mucho y una apertura al respecto ha sido evidente.

El estudio que comenzó la era de esa apertura fue el publicado en la prestigiosa *Revista Médica Británica*. La investigación realizada por los doctores Kleijnen y Knipschild de la Universidad de Limburg descubrió que el 71.1% de los estudios publicados que trataban de demostrar la validez médica de la Homeopatía, eran positivos, mientras que sólo el 22.8% fueron adversos o negativos.[20] Similar estudio encontró que un 73% de los estudios publicados resultaban positivos para la homeopatía.[21]

---

20. Kleijnen J., Knipschild P., Clinical Trials of Homeopathy, *British Medical Journal*, 302 (February 9, 1991): 316-323.
21. Linde K., Clausius N., Are the Clinical Effects of Homeopathy Placebo Effects? A Meta-Analysis of Placebo-Controlled trials, *The Lancet*, Vol. 350, Sept. 20, 1997, 834-843.

Ambos autores han concluido básicamente que hay una razón legítima para continuar y aumentar la investigación de la Homeopatía como tratamiento médico. Esta información comprobó algo que los homeópatas clásicos habían planteado mucho tiempo atrás sobre los resultados clínicos con la homeopatía.

Otro estudio publicado por otra prestigiosa revista, *Nature*, informó que una dosis infinitesimal puede tener efectos sobre nuestra fisiología; en este caso específico, sobre el sistema inmunológico. El profesor Jacques Benveniste y su equipo de trabajo encontraron que dosis extremadamente diluidas de anti-Ige (anticuerpos de las inmunoglobulinas Ige) pueden causar cierta reacción en los basófilos. (Los basófilos son un tipo de célula blanca que contiene histaminas y otras sustancias alergénicas.) Cuando el basófilo es expuesto a una substancia anti-Ige liberará histaminas y las otras substancias capaces de provocar una reacción alérgica en nuestro cuerpo. El estudio descubrió que esta reacción inmunológica aún se puede dar con concentraciones cuasi homeopáticas. [22] Por supuesto, la alegría de los homeópatas y sus seguidores fue indescriptible...¡por fin se comprobaba que la Homeopatía tiene unos efectos sobre nuestro cuerpo!.

Esta investigación ha sido de la más completas que se han realizado sobre el tema ya que se había realizado en conjunto con 4 universidades y laboratorios de distintos países: Francia, Italia, Israel, Canadá. En Francia la investigación fue realizada en uno de los laboratorios más prestigiosos del país, INSERY, el cual no es otra cosa que el Instituto Nacional Francés para la Investigación Científica de la Medicina. (Equivalente a los Institutos Nacionales de Salud en los Estados Unidos). El prestigio del Dr. Benveniste es tal que el ex-Presidente francés, Françoise Mitterand, lo invitó a formar parte de su gabinete, como Ministro de Salud. [23]

---

22. E. Davenas, et al, Human Basophil Degranulation Triggered by Very Dilute Antiserum Against 1GE, *Nature*, 33, June 30, 1988, pp. 816–818.

23. New Study Creates Mayor Controversy, Science Fraction; Homeopathy vs. The Debunkers, *Homepathic R͠ ᴖrch Reports*, Winter 1988–89, pág. 2.

# III
# NUTRICIÓN CLÍNICA

*Se necesita que el entrenamiento en nutrición de los médicos y otros profesionales de la salud aumente. El entrenamiento debe enfatizar en los principios básicos de la nutrición, en el rol de la dieta en la promoción de la salud y prevención de la enfermedad, interpretación y evaluación de metodologías nutricionales, aspectos terapéuticos de la intervención dietética, y los aspectos de comportamiento en la consejería nutricional....*

Everett Koop,
Cirujano General de los Estados Unidos (1988)

Al encender el televisor en el noticiero de las 5:00 ó 6:00 de la tarde nos encontramos con noticias que relacionan la nutrición con las enfermedades. En la radio es común escuchar secciones fijas sobre la alimentación; abrimos revistas, periódicos famosos, y de nuevo se habla del último estudio clínico por el que se descubrió que el comer zanahorias puede prevenir el cáncer; en las librerías los libros más vendidos llevan nombres como *The Healing Foods: The Ultimate Authority on the Curative Power of Nutrition,* y *Eat More, Weigh Less.* [1]

Parece ser que comenzamos la era de la nutrición... casi todo el mundo habla de ello; no sólo el que tiene los niveles altos de colesterol en su sangre, el diabético, o el alérgico, sino el que desea estar en óptimas condiciones de salud.

Ya la alimentación no se ve como un mero proceso de nutrir nuestro

---

1. Reading for Health in the Nineties, *Natural Health, The Guide to Well-Being,* November/December, 1993, P. 93.

cuerpo, sino una manera de prevenir y tratar un sinnúmero de enfermedades.  De ahí el término de nutrición clínica, o como muchos otros la
han llamado, nutrición médica.

Para el practicante de la medicina naturopática la alimentación es un
componente integral de nuestra salud. El dicho Hipocrático: "Que la
medicina sea tu alimento y el alimento sea tu medicina", recoge la visión
del médico naturopático con relación a la nutrición.

Al tener una visión integral u "holística" de nuestro cuerpo es imposible ignorar los efectos que sobre nuestra salud tendrán los alimentos
que ingerimos. Para el médico naturopático, el arroz, el mangó y la ciruela,
no sólo serán simples productos para satisfacer hambre y/o deseos, sino
carbohidratos, vitaminas, fibras y substancias químicas con resultados
positivos o negativos sobre el funcionamiento bioquímico del cuerpo.

## 1. Datos históricos de buena alimentación

Libros sagrados como la Biblia y grupos religiosos como los Adventistas,
Budistas, Taoístas, e Incas, reconocían desde mucho tiempo la importancia
de una alimentación sana. Cuando se forja la medicina naturopática como
profesión en los Estados Unidos, la nutrición natural se convirtió en pilar
importante para la sanación y prevención de las enfermedades. Dos escuelas
de pensamiento naturista de la época consideraban la dieta fundamental
en el cuidado de salud: los Higiénicos y los Hidrópatas. [2]  Los primeros
enfatizaban en estilos moderados de vida, recomendando dietas sin carne,
trigo integral y el ayuno. Los hidrópatas basaban sus tratamientos en baños
terapéuticos, alimentos naturales, aire fresco, ejercicio y descanso adecuado.

Un médico naturopático muy conocido en esa época y también pionero
de la profesión y la nutrición clínica fue el Dr. John Kellogg.  Su fama en
parte se debió a que dirigió un importante sanatorio en Michigan, llamado
Battle Creek, el cual fue fundado por los adventistas para promover la
vida sana y los remedios naturales. Junto a su hermano, Will Kellogg,
popularizaron el cereal como hojuelas de maíz (*Corn Flakes*). La impor-

2. Pizzorno J. E., and Murray, M. A., *A Texbook of Natural Medicine*, John Bastyr
College Publications, Seattle, Wa., 1988, p. 1: Hist. NM-I.

tancia del cereal fue tan significante que el cereal Kellogs todavía existe como marca comercial, y esta misma compañía comenzó hace varios años a mercadear el cereal integral, y alto en fibra, como alimento beneficioso para nuestra salud.

Estudiando y poniendo en práctica antiguas enseñanzas y experiencias, estos médicos naturopáticos establecieron las bases de la nutrición clínica naturopática, para que luego prominentes científicos como Linus Pauling (Premio Nobel en Química) y los Dres. Burkitt y Trowell, autores del libro *Western Diseases: Their Emergence and Prevention*, continuaran estudios más profundos relacionando los alimentos y nutrientes con ciertas enfermedades crónicas.[3] Sus ideas un tanto revolucionarias para esos tiempos hicieron sentido a miles de personas que tomaban conciencia sobre el auto–cuidado y prevención de enfermedades. Según Pauling, muchas enfermedades se deben a la necesidad de cantidades óptimas de vitaminas

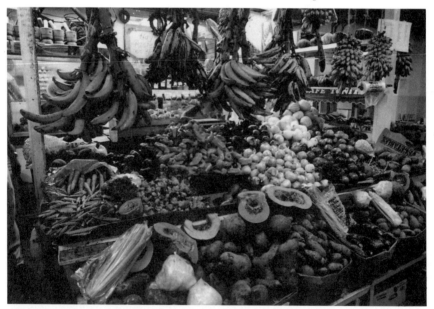

*Se ha comprobado científicamente que el consumo diario de frutas y vegetales ayudan a prevenir las enfermedades crónicas y degenerativas.* (Foto cortesía de El Nuevo Día)

---

3. Trowell, H., and Burkitt, D., 1981, *Western Diseases: Their Emergence and Prevention.* Cambridge, Mass. Harvard University Press.

y minerales y otros nutrientes que se encuentran en pequeñas cantidades en nuestro cuerpo. Pauling realizó extensos estudios en la relación existente entre la vitamina C, el cáncer y el catarro común.

A los estudios de Pauling y Burkitt les siguieron los de Abram Hoffer con la Medicina Ortomolecular (uso de vitaminas en grandes cantidades para tratar ciertas enfermedades). Los nutricionistas, y cierto sector médico, ya han hecho de la nutrición clínica una terapéutica profesionalmente aceptada. Organizaciones  reconocidas como: La Asociación Americana del Corazón, La Fundación de Artritis, La Asociación Americana del Cáncer, Instituto Nacional del Cáncer y la Asociación Americana de la Diabetes, han adoptado la buena alimentación como objetivo eminente para prevenir enfermedades. Al día de hoy, la nutrición clínica se ha convertido en una de las terapias naturopáticas de más reconocimiento y popularidad. El Secretario de Salud de los Estados Unidos declaró, debido a la enorme cantidad de evidencia acumulada que:

> Los factores dietéticos están asociados a 5 de las 10 causas principales de muerte.
>
> Dr. Louis Sullivan,
> Secretario de Salud de los E.E.U.U.  (1988-1992)

Sumándose a esta línea de pensamiento se encuentra la Academia Nacional de las Ciencias cuando determinó que 20% de las enfermedades cardíacas y 35% del cáncer pueden prevenirse con cambios en la dieta solamente. [4]

Todos estos hechos han logrado que las recomendaciones nutricionales del gobierno e instituciones prestigiosas hayan adoptado estilos y principios naturopáticos de alimentación. La vuelta atrás es imposible... y es por eso que recientemente la pirámide nutricional –símbolo oficial de las sugerencias nutricionales del Departamento de Agricultura Federal– fue modificada, y los cambios están dirigidos a ingerir más frutas, vegetales y cereales; menos proteínas y grasas: recomendaciones tradicionales de la naturopatía.

---

4. *Naturopathic Medicine: Contributions to Health Care Reform*, Submittal Prepared in Response to a Request for Information from the Task Force in the National Health Reform, AANP. p. 17, April 1993.

En el 1988, el Cirujano General de los Estados Unidos, en su informe sobre la Salud, pidió a los médicos y otros profesionales de la salud que aumentaran las horas de entrenamiento en nutrición básica, el rol de la dieta para prevenir las enfermedades y promover la consejería nutricional. [5] Sin saberlo, el Cirujano General describía la educación en nutrición del médico naturopático.

## 2. Bioquímica nutricional 101

El alimento es el material de donde el cuerpo deriva su energía, se construye, se restaura y se mantiene. Todo alimento tiene macronutrientes: carbohidratos, proteínas, grasas, vitaminas y minerales y nutrientes, substancias sin valor nutricional como las fibras, enzimas y pigmentos) carotenos, clorofilas y flavionoides, etc.).

En esta sección discutiremos brevemente algunos de éstos y sus beneficios.

### a. Carbohidratos

Nos proveen la energía que necesita el cuerpo para funcionar. Se dividen en simples y complejos. Los simples, también llamados azúcares, se encuentran en frutas y vegetales, y sus variedades son sucrosa, glucosa, fructuosa, lactosa, maltosa, sirope de maíz y otros.

La sucrosa proviene mayormente de la caña de azúcar y de la remolacha, ya sea azúcar blanca o negra; la glucosa de la miel, uva, y almidón; es de las frutas y la miel la fructuosa; y la lactosa de los productos lácteos.

Los carbohidratos complejos son compuestos de muchos azúcares simples, y se les conoce comúnmente como los almidones. Los vegetales, las legumbres, y los granos son excelentes fuentes de carbohidratos complejos.

Para los pacientes con diabetes, hipoglicemia y candidiasis, el uso de

---

5. Koop E., *Surgeon Generals Report on Nutrition and Health*, 1988.

azúcares simples es detrimental para su condición. En la diabetes e hipo-glicemia, por ejemplo, causa alteraciones abruptas en los niveles de azúcar en la sangre. Lo que a su vez causará trastornos fisiológicos. En cambio, el consumo de carbohidratos complejos por parte de estos mismos pacientes, será beneficioso, pues el azúcar liberado al torrente sanguíneo se produce de manera gradual, sin provocar cambios drásticos al metabolismo de azúcares.

Los naturistas prefieren el uso del azúcar negro, la miel, y la melaza, versus el azúcar blanco, porque al no ser procesado contiene más vita-minas y minerales.

### b. Proteínas

Necesarias para formar tejidos, hormonas, enzimas, reparar y regenerar las células. El cuerpo manufactura la proteína para hacer músculos, pelo, uñas, tendones y ligaduras. Una deficiencia en este nutriente puede provocar fatiga, caída del pelo, pérdida de peso, y debilidad en el sistema inmunológico.

Las proteínas están compuestas de aminoácidos esenciales y no esen-ciales. Los esenciales son los que el cuerpo no puede manufacturar, por lo tanto, necesitan ser ingeridos (arginina, histidina, isolenucina, metionina, fenilalanina, treonina, triptofano, y valina). Cuando se pueden producir de otros aminoácidos se les llama no esenciales.

Comúnmente las fuentes de proteína animal como la carne, pescado, aves, son fuentes completas de aminoácidos. No así la proteína vegetal, que siempre carece de uno u otro aminoácido esencial. Sin embargo, cuando combinamos bien nuestros alimentos podemos lograr el balance necesario. Por ejemplo, el combinar los granos con legumbres (habichuelas, etc.), nos dará la nutrición proteínica necesaria.

Muchos grupos como los Adventistas, los Budistas y vegetarianos mantienen una dieta basada en proteína vegetal y se ha descubierto que son personas muy saludables. De hecho, en los Estados Unidos, el con-sumo de proteínas excede doblemente las cantidades necesarias diarias (44 gramos para una mujer y 56 gramos para los hombres).

Los estudios médicos han concluido que una dieta exagerada en proteína animal se relaciona con enfermedades cardiovasculares, cáncer, alta presión, enfermedades renales, osteosporosis, asma, artritis y gota. [6]

Eso sin contar, en muchas ocasiones, los efectos adversos de la grasa que generalmente acompaña a las carnes.

Las personas que siguen la naturopatía prefieren dietas bajas en proteína animal pero altas en la vegetal.

## c. Grasas

Si alguno de los nutrientes básicos ha causado discusión en los últimos quince años, seguramente ha sido la grasa. Desde que se relacionó el consumo de grasas a las enfermedades del corazón, la atención pública sobre este particular es considerable y en algunas ocasiones confusa porque un estudio contradice el otro. (Ver sección sobre el colesterol.)

Lo que sí se da por descontado es la necesidad de disminuir el consumo de grasa en nuestra comida, que ya va por el 43% del total de calorías ingeridas. Según la Asociación Americana del Cáncer y otras organizaciones médicas sólo un 30% de las calorías consumidas al día deben provenir de las grasas. [7]

Las grasas sirven como fuente de energía para nuestro cuerpo, cuando las reservas de carbohidratos se han agotado (por ejemplo, luego de 20 minutos de ejercicios aeróbicos); segundo, mantienen la piel y el pelo saludable; tercero, sirven de transporte para las vitaminas A, D, E, K; cuarto, son necesarias para las células nerviosas, las membranas celulares, y la fabricación de hormonas y prostoglandinas.

En nuestra dieta hay diferentes tipos de grasas, y, de acuerdo a éstas, será el efecto sobre nuestra salud.

**Saturadas**. – Sirven de recurso energético. Su fuente principal son las carnes rojas, grasas procesadas (margarinas, manteca, bizcochos, galle-

---

6. Kendler Barry S., Vegetarianism: Nutritional Aspects and Implications for Health Professionals, *Journal of Holistic Medicine*, Vol. 6, No. 2 Fall/Winter, 1984, p. 161-172.

7. Murray Michael, *The Healing Power of Foods*, Prime Publishing, Rocklin, Ca., 1993, p. 7.

tas), aceite de coco, y productos lácteos.

**Monosaturadas.** – Se encuentran en el aceite de oliva y el pescado. Los países del Mediterráneo y los esquimales poseen dietas altas en estos aceites, y las enfermedades cardiacas entre ellos son mínimas.

**Polisaturadas.** – El aceite de ajonjolí, soya, girasol y las nueces son ricas en este aceite. Estudios recientes han revelado que el colesterol puede disminuir con su consumo.

**Aceites esenciales.** – El cuerpo no los puede producir por lo que debe incluirse en la comida. Se encuentran en los aceites de ajonjolí, girasol, lino, etc. Investigaciones médicas los recomiendan para el eczema, psoriasis y artritis reumática. [8]

**Colesterol.** – Es manufacturado en el cuerpo para producir hormonas adrenales y sexuales, vitamina D, y bilis. El huevo y las carnes rojas tienen niveles altos de colesterol. Su relación con las enfermedades cardiovasculares es directa y maligna.

Prácticamente todos los alimentos contienen de los cuatro tipos de grasa. Lo importante es balancear su dieta de manera que el consumo de grasas saturadas, y colesterol sea bajo. Recuerde que al comer lo hacemos con una variedad de alimentos: unos con elevados niveles de grasa, otros con muy bajos niveles y los otros que neutralizan o minimizan la cantidad de la grasa absorbida. Si algún día almuerza o cena algún alimento alto en grasa, las legumbres (como la habichuela), las frutas (como manzana), cereal (trigo integral), especies (ajo y cebolla), pueden neutralizar el efecto adverso de la grasa. [9]

---

8. *Op. cit.*, p. 9.

9. *Op. cit.*, p. 44.

Kirbi  R. W., Anderson J. W., Sicling R. D, et al, Oat Bran Intake Selectively Lowers Serum LDL Concentratration of Hypercholesterohemic, *Am. J. Univ. Nutr.* 34: 824-9, 1981.

Anderson J.W., and Chen W. L., Plant Fiber: Carbohydrate and Lipid Metabolism, *Am. J. Clin Nutrition* 32: 346-63, 1979.

Jain Adesh, K., et al, Can Garlic Reduce Levels of Serum Lipids A Controlled Clinical Study, *The American Journal of Medicine*, June 1993; 94: 632-635.

Recuerde que el 30% del total de calorías consumidas en un día pueden ser de grasa, según expertos en la materia. Comenzar con este número, mientras nuestro paladar y la dieta de nuestras sociedades mejoran, no es mala idea.

¿Cómo calcular ese porciento? Siga la siguiente fórmula:

Ejemplo:

Una comida de 300 calorías donde hay 9 gramos de grasa,

1. Multiplicar la cantidad de grasa en una comida por 9 (el 9 es el número de calorías que hay en un gramo de grasa)

$$9 \times 9 = 81$$

2. Dividir el resultado por el número de calorías: $81 \div 300 = 0.27$

3. Multiplicar 0.27 por 100.

El porciento de calorías por grasa en esta comida será de 27.


## 3. Vitaminas y Minerales: ¿Tomarlos o no tomarlos? Esa es la pregunta ...

Al principio de la investigación nutricional se pensaba que el tomar suplementos para tratar alguna enfermedad u optimizar nuestro nivel de salud era innecesario, y hasta podía ser perjudicial para nuestra salud. Sólo se le recomendaban suplementos alimenticios a las personas que se estaban recuperando de cirugías o infecciones severas, envejecientes, desnutridos, mujeres embarazadas, tomadores o fumadores frecuentes, y los que se encontraban en dietas estrictas; porque una buena alimentación supliría la cantidad de nutrientes necesarios en personas saludables. [10]

Pero, poco a poco, la ciencia médica fue comprobando, mediante estudios clínicos y epidemiológicos, que la alimentación de hoy día carece de nutrientes y micronutrientes para prevenir ciertas enfermedades crónicas degenerativas. El ejemplo clásico de esto ha sido el descubrimiento del uso de antioxidantes. [11]

---

10. *The Wellness Encyclopedia, The Comprehensive Family Source for Safeguarding Health and Preventing Illness*, Houghton Mifflin Company, Boston, 1991, p. 111.

11. Pizzorno, J. E., and Murray, M. A., *Vitamin A, Beta-Carotene and Other Carotenoids*, op. cit., p.V. 3.

Debido a la acumulación de evidencia que demuestra los beneficios de los suplementos nutricionales y el aumento en el consumo por parte del público, el gobierno decidió reglamentar esta industria. En octubre de 1994, el Presidente Bill Clinton firmó el Acta de Educación y Salud de los Suplementos Alimenticios (AESSA), para que la utilización, investigación, y promoción de suplementos nutricionales esté controlado y auspiciado por el gobierno federal.[15] Varios aspectos fueron tratados en esta nueva ley, y uno de los más importantes fue la creación de otra oficina para la evaluación de terapias naturales adscritas a los Institutos Nacionales de Salud: la Oficina para la Evaluación de los Suplementos Dietéticos. De entre sus muchas encomiendas, esta oficina tendrá la obligación de crear bancos de datos sobre publicaciones científicas que tratan de suplementos alimenticios para el tratamiento de diferentes enfermedades. A raíz de este mandato se han creado hasta el momento dos bancos de datos, CARDS e IBIDS. CARDS son las siglas en inglés de Computer Access Research Dietary Supplement, las de IBIDS significan International Bibliography Information for Dietary Supplement. La cantidad de estudios recogidos por estos sistemas de datos ascendía a 500,000 aproximadamente, para el mes de agosto de 1998.

En términos generales, las vitaminas y los minerales son sustancias naturales necesarias para regular el funcionamiento normal de nuestras células. Éstas son vitales para la vida porque su deficiencia puede detener alguno de los procesos biológicos del cuerpo. Como, por ejemplo, la necesidad de la vitamina A para mantener la integridad de las mucosas del sistema respiratorio. Es por esto que el no disponer de la cantidad necesaria en nuestro cuerpo, nos puede hacer susceptibles a infecciones recurrentes del tracto respiratorio. [12]

Las vitaminas se dividen en: solubles en aceite (A, D, E, K), y las no solubles en aceite (complejo B, y la C). Los minerales se dividen en macrominerales (se necesitan en mayor cantidad) y los micronutrientes (se requieren sólo en pequeñas cantidades).

La tabla a continuación enumera los usos comunes para muchos suplementos de acuerdo a investigación científica.

---

12. *Townsend Letter for Doctors*, Dec. 1994, p. 1298-1303.

# Vitaminas: fuentes, beneficios y observaciones

| Suplemento y vitaminas | Fuentes alimenticias (alta concentración) | Función | Síntomas de deficiencia | Beneficios potenciales | Observaciones |
|---|---|---|---|---|---|
| A | Productos lácteos Vegetales verdes hojosos Zanahorias Frutas y vegetales rojos y amarillos (mangó, melocotón, batata amarilla, etc.) Pescado | Mantenimiento de la piel, membranas celulares y mucosas, huesos, dientes, pelo, órganos reproductores. Mejora la visión | Ceguera nocturna Sequedad de los ojos Células precancerosas Piel seca Retardo en el crecimiento Susceptibilidad a infecciones | Acné Psoriasis Menorragia Leukoplakia Prevención del cáncer Enfermedades cardiovasculares Retinitis pigmentosa | Vitam. A: tóxica en altas concentraciones Betacaroteno: forma natural. No produce toxicidad |
| B₁ (tiamina) | Cereales integrales Granos y legumbres Nueces Levadura de cerveza Germen de trigo Semillas de girasol | Metabolismo de carbohidratos Necesario para funcionamiento del sistema nervioso y el corazón Desintegración de alcohol | Pérdida de apetito y peso Parálisis Descoordinación muscular Beri–Beri Wernicke Korsakof | Desconocido | |
| B₂ (riboflavina) | Vegetales verdes Lácteos Germen de trigo Levadura de cerveza Almendras Hígado | Oxidación celular Producción de enzimas Crecimiento Adaptación de la luz Metabolismo de carbohidratos | Dermatitis Glositis Fotofobia Anemia Cataratas Quelosis | Síndrome del túnel carpal | |

# Vitaminas: fuentes, beneficios y observaciones (continuación)

| Suplemento y vitaminas | Fuentes alimenticias (alta concentración) | Función | Síntomas de deficiencia | Beneficios potenciales | Observaciones |
|---|---|---|---|---|---|
| **B₃ (niacina o niacinamida)** | Levadura de cerveza Maní Semillas de ajonjolí Arroz integral Salvado de arroz y trigo | Metabolismo de azúcares Síntesis de grasas Desintegración de alcohol Mantenimiento de la piel, los nervios y sistema digestivo | Pelagra Cansancio Anorexia Dermatitis Disturbios gastrointestinales Erupciones en la piel Demencia | Osteoartritis Artritis reumática Disminuir colesterol Hipertensión | Tóxica en dosis altas, de 900 a 4,000 mg. al día (intolerancia de glucosa y daño al hígado) |
| **B₅ (ácido pantolénico)** | Levadura de cerveza Hígado Maní Setas Huevos Lácteos | Producir energía Oxidación de ácidos gruesos Sintetiza el colesterol Metabolismo de algunos aminoácidos | No se ha evaluado para humanos. Los síntomas pueden ser cualquiera de los sufridos por la deficiencia de otras vitaminas del complejo B. | Artritis reumática | |
| **B₆ (piridoxina)** | Levadura Semillas de girasol Germen de trigo Melaza | Utilizar aminoácidos Metabolizar triptofano Liberar glicógeno del hígado Promueve formación normal de glóbulos rojos Regula la eliminación de agua | Debilidad Confusión mental Nerviosismo Anemia Cálculos renales Insomnio | Náuseas y vómitos durante el embarazo Cálculos renales Síndrome del túnel carpal Síndrome premenstrual Autismo | Puede ser tóxica en altas concentraciones |

# Vitaminas: fuentes, beneficios y observaciones (continuación)

| Suplemento y vitaminas | Fuentes alimenticias (alta concentración) | Función | Síntomas de deficiencia | Beneficios potenciales | Observaciones |
|---|---|---|---|---|---|
| B₉ (ácido fólico) | Levadura de cerveza<br>Germen de arroz<br>Hígado de res<br>Habichuelas de soyas | Promueve formación normal de glóbulos rojos Mantiene el sistema nervioso, tracto intestinal, órganos sexuales, y glóbulos blancos. Regula el desarrollo de las células nerviosas en el embrión. | Anemias; hemolíticas megaloblásticas<br>Debilidad<br>Palidez<br>Pérdida de memoria<br>Confusión<br>Irritabilidad | Displagia cervical<br>Previene malformaciones al nacer<br>Depresión<br>Anemia | |
| B₁₂ (cianocobalamina) | Hígado<br>Ostras<br>Sardinas | Previene la anemia perniciosa Desarrollo normal de glóbulos rojos Síntesis de mielina (sustancia protectora del sistema nervioso) | Angina pectoral<br>Palpitaciones<br>Glositis<br>Quemazón de la lengua<br>Neuropatía<br>Anorexia<br>Anemia<br>Depresión<br>Desbalance | Asma<br>Depresión<br>Anemia<br>Herpes zostler<br>Tinito | |
| C (ácido ascórbico) | Acerola<br>Pimientos rojos y picantes<br>Guayaba<br>Perejil | Promueve encías saludables. Sanar heridas. Absorción de hierro. Formación de colágeno. Antioxidante Antiviral Previene formación de nitrosaminas. | Escorbuto<br>Corto de respiración<br>Hematomas<br>Anemia<br>Infecciones recurrentes<br>Sanación lenta de heridas | Cicatrización rápida<br>Alergias nasales<br>Catarrón común<br>Infertilidad<br>Parkinson | |

## Vitaminas: fuentes, beneficios y observaciones (continuación)

| Suplemento y vitaminas | Fuentes alimenticias (alta concentración) | Función | Síntomas de deficiencia | Beneficios potenciales | Observaciones |
|---|---|---|---|---|---|
| **D (calciferol)** | Aceite de hígado de bacalao<br>Salmón<br>Sardina<br>Semillas de girasol | Regula el crecimiento, endurecimiento y reparación.<br>Previene riquetia.<br>Regula la absorción de calcio y fósforo en intestino. | Riquetia<br>Osteomalacia | Osteoporosis<br>Hipoparatiroide | Es tóxica en grandes cantidades. |
| **E (tocoferol)** | Almendras<br>Aceites: maíz, algodón, maní<br>Semillas de girasol<br>Semillas de nogal | Antioxidante<br>Anticoagulante<br>Formación normal de glóbulos rojos.<br>Funcionamiento de insulina. | Anemia hemolítica<br>Debilidad muscular<br>Cansancio<br>Disminución del líbido. | Enfermedades cardiovasculares.<br>Quemaduras<br>Úlcera péptica<br>Fibroquistes de los senos.<br>Anemia *Sickle Cell*<br>Prevención del cáncer.<br>Epilepsia<br>Menorragia<br>Parkinson<br>Diskinesia tardínica. | Puede producir efectos adversos cuando se ingiere en grandes concentraciones. |
| **K (filoquinone)** | Te verde<br>Espinacas<br>Brecol<br>Nabos (turnips) | Previene hemorragias | Desarrollo lento<br>Sangramientos nasales, orina. | | |

# Vitaminas: fuentes, beneficios y observaciones (continuación)

| Suplemento Minerales | Fuentes alimenticias (alta concentración) | Función | Síntomas de deficiencia | Beneficios potenciales | Observaciones |
|---|---|---|---|---|---|
| **Iodo** | Mariscos<br>Bacalao<br>Algas marinas | Funcionamiento de la tiroide<br>Mantiene el pelo, la piel y las uñas saludables | Crecimiento físico y sexual lento<br>Retardación mental<br>Bocio<br>Lentitud<br>Sueño<br>Exoftalmia | Boxio e hipotiroide<br>Senos fibroquísticos | Causará desórdenes en la tiroide si se toma en exceso |
| **Magnesio** | Algas marinas (kelp)<br>Bran de trigo<br>Germen de trigo<br>Almendras<br>Melazas | Ayuda en la función nerviosa y muscular<br>Regular el ritmo cardíaco<br>Condición de impulsos<br>Antiácido | Contracciones musculares<br>Convulsiones<br>Confusión<br>Delirio<br>Endurecimiento de tejidos | Diabetes mellitus<br>Síndrome premenstrual<br>Cálculos renales<br>Enfermedades cardiovasculares | Debe ser tomada en proporción de 2 de calcio por 1 de magnesio para evitar deficiencias de calcio |
| **Potasio** | Papa<br>Aguacate<br>Tomate<br>Guineo<br>Salmón | Contracción muscular<br>Transferencia de nutrientes a células<br>Balance de agua en tejidos y células<br>Funcionamiento de células nerviosas, corazón, esqueletales, renales | Debilidad<br>Parálisis<br>Alta presión<br>Irregularidad cardíaca | | No tomar en exceso en personas que sufren de enfermedades renales |

# Vitaminas: fuentes, beneficios y observaciones (continuación)

| Suplemento Minerales | Fuentes alimenticias (alta concentración) | Función | Síntomas de deficiencia | Beneficios potenciales | Observaciones |
|---|---|---|---|---|---|
| **Selenio** | Germen de trigo Cebada Trigo integral mariscos | Antioxidante Crecimiento y desarrollo | Cardiomiopatía | Prevención enfermedades cardiovasculares. Infarto del miocardio (previene). Dolores musculares. Artritis reumática | |
| **Calcio** | Algas marinas (kelp) Quesos Almendras Levadura de cerveza Perejil | Previene el hipoparatiroidismo, osteomalacia, riquetcia. Promueve el crecimiento y el desarrollo normal. Construcción de huesos y dientes fuertes. Regula las contracciones musculares, pulsaciones cardiacas, coagulación. Promueve el almacenamiento o liberación de algunas hormonas. Utilización de aminoácidos. | Osteoporosis Contracciones y calambres musculares Osteomalacia Convulsiones | Osteoporosis Calambres en piernas Hipertensión Síndrome premenstrual Rinitis alérgica | Precaución en las personas que sufren de cálculos renales |
| **Cobre** | Nueces Aceite girasol Cebada Aceite de oliva | Formación de glóbulos rojos. Ayuda en producción de enzimas respiratorias. Formación de tejido conectivo. Promueve el funcionamiento del sistema nervioso. | Anemia Demineralización de los huesos Hipercolesteremia Pobre sanación de heridas Infecciones frecuentes. | Artritis | Tomado en exceso puede provocar toxicidad al hígado. Contraindicado en personas que sufren de enfermedad de Wilson. |

## Vitaminas: fuentes, beneficios y observaciones (continuación)

| Suplemento Minerales | Fuentes alimenticias (alta concentración) | Función | Síntomas de deficiencia | Beneficios potenciales | Observaciones |
|---|---|---|---|---|---|
| **Cromio** | Levadura de cerveza Hígado Trigo integral Centeno | Metabolismo de glucosa | Sobrepeso Desbalance niveles de glucosa | Diabetes mellitus Hipercolesteremia Sobrepeso | |
| **Hierro** | Kelp Levadura de cerveza Melazas Semillas de calabaza | Estimula la producción de hemoglobina. Forma parte de enzimas en el cuerpo. | Palpitaciones Palidez Dificultad al tragar Fatiga y debilidad | Anemia | |
| **Zinc** | Ostras frescas Semillas de calabaza Jenjibre Semillas | Coenzimas Inmunidad Reproducción de visión, sabor y olor. Sanar heridas Funcionamiento normal de la piel. | Infertilidad en los hombres Infecciones frecuentes Problemas prostáticos Acné | Sanar heridas Diabetes mellitus Herpes Infertilidad hombres Catarro común | Altas dosis pueden causar anemia, deficiencia en cobre y depresión del sistema inmunológico. |

# IV
# MEDICINA BOTÁNICA

*A lo largo del éstero, a ambos lados, nacerá toda clase de árboles frutales: no se les caerá la hoja, ni les faltarán los frutos. Cada mes tendrán frutos nuevos, ya que las aguas saldrán del santuario. Sus hojas servirán como medicina y sus frutos, de comida.*

Ezequiel 47:12

Difícilmente encontraremos algún país o sociedad en el mundo que no haya utilizado las plantas como medicinas. Tanto las civilizaciones primitivas y antiguas como las modernas han dejado pruebas o escritos sobre el uso de las hierbas para la curación. Las estadísticas oficiales indican que un 80% de la población mundial depende de estas medicinas de la tierra.[1]

Aun las sociedades actuales no han podido olvidar esta medicina, por sus raíces culturales. En la Escuela de Farmacia de Puerto Rico, se hizo un estudio para determinar cuántas personas habían utilizado o todavía usaban las plantas medicinales como agentes medicinales. Los investigadores encontraron que un 57% de la población conocía de plantas medicinales. [2] Las más utilizadas eran aquellas comúnmente recomendadas por las abuelas: naranjo, tilo, jengibre, manzanilla, menta y anís.

La posibilidad de que este interés siga en aumento es enorme. En los últimos años, botánicos, biólogos, químicos y científicos se han dado a la tarea de rescatar los conocimientos étnicos de cada región para el desarrollo

---

1. Murray, Michael, *The Healing Power of Herbs*, Rocklin, Ca. 1971, p. 1.
2. Hernández L., et al, *Am. J. Hosp. Pharm* 41: 2060, 1984.

de nuevas medicinas. Y ya no hablamos de una leve curiosidad, sino de un interés genuino y serio, no sólo de los seguidores de la medicina natural, sino de compañías farmacéuticas convencionales.

En el 1992 la Universidad de Rockefeller, en Estados Unidos, el Jardín Botánico de Nueva York, y la organización Alianza del Bosque Lluvioso (*Rain Forest Alliance*) auspiciaron una conferencia mundial llamada: Los Recursos Médicos del Bosque Tropical y la Conservación de la Biodiversidad. Entre otros participantes de la conferencia se encontraban las farmacéuticas Bristol Myers, Glaxo, Merck Sharp and Dohme, Smith Kline

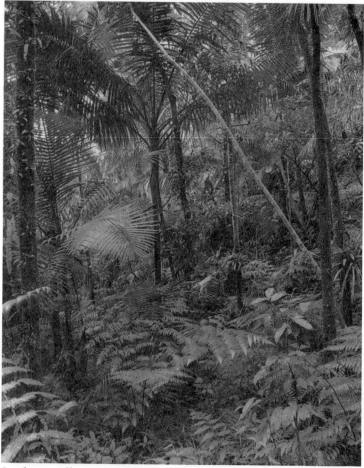

*Los bosques lluviosos son fuentes considerables de plantas medicianles.*
*En la foto está el Yunque, bosque tropical lluvioso en Puerto Rico.*

Beecham, etc. [3] Sobre esto veamos lo que dice la revista *Natural Health*:

> Merck, la compañía farmacéutica más grande de los Estados Unidos, le está pagando a una organización de conservación costarricense un millón de dólares, para evaluar las plantas medicinales, microbios y animales con potenciales medicinales. El contrato se firmó con el Instituto Nacional de Costa Rica para la Biodiversidad. Se acordó pagar $500,000 por dos años, más cuotas por derechos de nuevos compuestos descubiertos en el bosque lluvioso. Actualmente la Merck mercadea cuatro medicinas derivadas de organismos de la tierra de otras regiones; una de esas medicinas tuvo ventas por 725 millones de dólares en el 1993. [4]

Últimamente los bosques lluviosos han cobrado notoriedad porque alrededor de dos terceras partes de las plantas del mundo se encuentran allí, y la destrucción de este ecosistema aumenta cada día. A los bosques lluviosos le debemos medicamentos como la D-tubocurarine (anestésico), la Cinchona (antimalaria) y la pilocarpina (medicamento contra la glaucoma).

## 1. Raíces históricas

Otra historia difícil de condensar es la de las plantas medicinales. El descubrimiento más antiguo que comprueba el uso de plantas como remedio curativo data de 60,000 años atrás (periodo neandertal). [5]

Civilizaciones más cercanas a nuestra época que le dedicaron tiempo al estudio y utilidad de las hierbas fueron las de los Egipcios, Chinos, Griegos y Romanos.

### a. Egipcios

1500 años antes de Cristo. Egipto, India y Mesopotamia tenían grandes

---

3. Pharmaceutical Companies Look at Plants, *Herbal Gram.*, No. 27, 1992.
4. *Natural Health, The Guide to Well-Being,* July/August 1993, p.19
5. Kaptchuck, T., Tracing the Roots of Modern Herbalism, *Natural Foods Merchandiser*, October 1988.

mercados de plantas tanto para usos medicinales como para la cocina. El juniper (Juniper communis), el fennel (Foeniculum vulgare), el safrón (Crocus sativus) y el ajo (Allium sativum) fueron de los más preciados de la época. Un texto de aquellos tiempos, el *Papyrus Ebers*, contiene alrededor de 700 recetas de plantas medicinales.

## b. Chinos

Han practicado la Medicina Botánica desde hace 5,000 años. Durante la época *West Zhoy* (1,100 años antes de Cristo) el uso de las plantas se había desarrollado en varias ramas, incluyendo la dietética, enfermedades y veterinaria. Para los estudiosos, la materia médica de plantas chinas es el mejor y más extenso documento sobre el tema. Algunas de las plantas más famosas de la región tanto en aquella y esta época son: el ginseng, jengibre, artemisa, ginko biloba, el regaliz, y la efedra. De la efedra se han derivado medicamentos convencionales para el tratamiento del asma y de las alergias nasales. [6]

## c. Griegos

Varios siglos antes de Cristo los griegos se dedicaron a recoger información detallada de las plantas y sus usos. Uno de los primeros escritos fue el *Rhizotomika* de Diocles de Carystio. La palabra rhizotomika se deriva de rhizotomoki que significa recogedor de raíces. El trabajo de Diocles brindó información específica sobre los efectos de las plantas en las diferentes partes de nuestros cuerpos. Hipócrates, el padre de la Medicina, vivió en esa época y fueron muchos los tratamientos desarrollados por él a base de plantas. Los griegos también estudiaron mucho el uso de las plantas aromáticas con propósitos terapéuticos (aromaterapia).

---

6. Gilman A. G., Goodman A. S., and Gilman A., *The Pharmacologic Basis of Therapeutics*. Mac Millan Publishing, NewYork 1980.

### d. Romanos

Una de las grandes aportaciones al uso de plantas medicinales fue hecha por el romano Pedanius Dioscórides. Su libro sobre árboles medicinales fue rápidamente aclamado como una referencia con autoridad. La información sobre las medicinas fue, y todavía es, de gran valía para el practicante médico. Gran parte de los conocimientos adquiridos por Dioscórides fueron obtenidos en sus viajes con el ejército romano. Los romanos cuidaban mucho a sus soldados, y tanto los médicos como las medicinas eran celosamente escogidos –la relación entre el ejército y las plantas era tal que cerca de los batallones se sembraban hierbas medicinales. Dice la historiadora de Herbología, Margie Hurt: "El ajo era sembrado cerca de los campos donde se encontraba el ejército romano, y era utilizado como suplemento o especie para tratar infecciones, enfermedades del pulmón, la tos, y como antiséptico para tratar heridas". [7]

Galeno, otro cirujano del ejército romano hizo también grandes aportaciones al uso médico de las plantas, cuando logró clasificar el uso de éstas de acuerdo al sistema médico de Hipócrates. Esto separó la práctica tradicional y folklórica de la profesional. Su sistema ha sido tan admirado que por 1,500 años dominó el pensamiento y filosofía médica.

### e. Edad Media

Entre los años 400-1400 D.C. en los monasterios se estudiaban y sembraban grandes jardines de plantas medicinales. Un dato interesante es el hecho de que los monjes muchas veces entrenaban a los médicos de aquella época. [8]

Los árabes, por otro lado, establecieron la primera farmacia del mundo y desarrollaron formas para transportar, guardar y proteger las hierbas curativas.

7. Griggs Barbara, *Green Pharmacy*. The Viking Press, N.Y., N.Y., 1981, p. 13.
8. *Op. cit.* p. 20.
Selsam, Millicent E., *Plants That Heal.* William Morrow and Co., N.Y, N.Y, 1959.

## f. Siglo 16 al 19

La profesión médica intenta separarse de las prácticas folklóricas, estableciendo currículos avanzados en sus escuelas. Esta educación requería enseñanza en plantas exóticas y la prescripción de complicadas fórmulas, lo que distinguiría al médico del sanador común y corriente. [9]

Durante estos siglos advino a la práctica herbológica "cierta visión química" de las medicinas, y el uso de sales, químicos, metales y extractos, junto con las plantas, se popularizó bastante.

El uso de plantas medicinales continuó desarrollándose en mayor o menor grado en las escuelas de medicina convencional y en los libros de texto oficiales. Para el 1870 gran porciento de las medicinas contenían constituyentes activos de las plantas, según lo describía la Farmacopea de los Estados Unidos (libro oficial de fármacos médicos reconocidos). [10]

## g. Siglo 20

Con el advenimiento de la industria farmacéutica la investigación y búsqueda de nuevos medicamentos derivados de plantas quedó rezagado. Si acaso se encontraba alguna prueba de que tal o cual planta podía ser beneficiosa, se dirigían esfuerzos para producirla sintéticamente en un laboratorio, y no utilizarla en su forma más natural.

Con la popularidad y crecimiento del movimiento naturista el uso de plantas como medio curativo ha resurgido con mucho ímpetu. Para el 1987 la cantidad de plantas medicinales disponibles para la venta en las tiendas de salud alcanzó la cifra de 5 billones de libras, según la revista *American Druggist*. [11]

Hoy día la última tecnología bioquímica y farmacéutica se está utilizando en países como Alemania, China, Japón y en cierto grado en los Estados Unidos con el propósito de desarrollar la Medicina Botánica, pero de forma natural y pura.

---

9. Griggs Barbara, *op. cit.*, pp. 54-65.
10. *Medical Herbalism*, Vol. 4, No. 1, Spring 1992, p. 12.
11. *American Druggist*, March 1987.

## 2. Rx Hierbas

Recomendar o prescribir hierbas para aliviar o tratar infecciones no tiene ley o principio único, como otras terapias naturales. Esto se debe al uso multitudinal que han tenido las plantas en diferentes países, culturas y profesiones. El Ayurveda, la Medicina China, y la Medicina Occidental, son ejemplos claros de la situación.

Los sistemas de curación hindú y chino poseen unos principios filosóficos y prácticos para la aplicación de las plantas medicinales muy particulares (ver secciones correspondientes) que no necesariamente son entendidos ni practicados por la Medicina Natural o Herbológica practicada en los países occidentales. Por eso podemos ver que una planta como el jengibre puede utilizarse en varios países de diferentes formas, y para diversas enfermedades. Lo más importante cuando se considere utilizar alguna planta medicinal es averiguar qué investigaciones se han hecho en torno a sus indicaciones, contraindicaciones, dosis, etc. Hay que examinar si la literatura es folklórica o científica, ya que mucha literatura sobre el tema no tiene ideas muy específicas y ponderadas que promuevan la efectividad del remedio.

## 3. Farmacia Verde

El hecho también de que en cierto momento la Medicina Botánica fue práctica común entre los farmacéuticos ha permitido que las preparaciones y excipientes (forma en que se aplican las medicinas de plantas medicinales) sean similares a los medicamentos convencionales.

El siguiente vocabulario y los preparados son comunes hoy día cuando se compran medicinas naturales compuestas de plantas:

### a. Tinturas

Al sumergir la planta en un solvente como el alcohol se extraen de la planta muchas substancias y entre ellas las curativas. Un ejemplo de una tintura es el alcoholado, preparado de la malagueta y el alcohol.  Las tinturas se pueden utilizar tanto interna como externamente.

### b. Extractos

Medicinas líquidas o sólidas obtenidas mediante procedimientos químicos. El propósito de éstas es obtener concentraciones exactas de las substancias curativas.

### c. Linimentos

Substancias semilíquidas, que contienen la planta medicinal, aceite o grasa, alcohol y agua para uso externo generalmente. El ejemplo clásico son los ungüentos para dolores reumáticos y torceduras musculares.

### d. Elixir

Forma endulzada, aromática e hidroalcohólica. Su sabor dulce intenta suavizar el amargo de algunas plantas. Las medicinas para la tos ejemplifican al elixir. La menta, el regaliz, la canela, y la miel son compuestos comúnmente encontrados en estos elixires.

### e. Decoción

Es un tipo de té, pero se prepara hirviendo el tallo o la raíz de la planta a altas temperaturas, con el propósito de extraer sales minerales y ciertas substancias medicinales de la hierba. Un ejemplo clásico es la decoción del jengibre.

### f. Infusiones

Bebida mejor conocida como té, obtenida al hervir la planta en agua. La parte que por lo general se usa son las más débiles de la planta (hojas y flores).

### g. Supositorios

Substancia semisólida para introducirse en el recto, vagina o uretra, donde se disuelve. Usualmente sirve como vehículo para absorber medicinas. Los supositorios de sábila y hamamelis se utilizan mucho para hemorroides internas; los de cocoa y vitamina E son recomendados para la vagina seca.

### h. Jugos

Extracción de los jugos y líquidos de la planta sin procesado químico, sólo por presión o trituración. Algunos jugos típicos extraídos de plantas y ricos en betacaroteno son el de zanahoria y remolacha.

### i. Jabones

Compuesto de ácido graso y agente medicinal para tratar afecciones de la piel. El jabón de avena es recomendado por pediatras para eczemas de la piel. En el pasado el jabón de caléndula fue utilizado por los médicos como desinfectante en las salas de emergencia.

### j. Baños

Sumergirse en una bañera de agua con plantas medicinales y aceites derivados de éstas ha sido una práctica muy antigua. El Padre Kneip (ver sección de hidroterapia) estudió y desarrolló esta forma de aplicar las hierbas medicinales con mucho éxito.

## 4. Usos o indicaciones de plantas medicinales comunes

Prácticamente cualquier enfermedad puede recibir alivio con las plantas medicinales, por eso muchos medicamentos convencionales poseen análogos botánicos.

A continuación una lista de plantas medicinales universalmente conocidas y sus indicaciones científicamente validadas.

### a. AJO (Allium sativum)

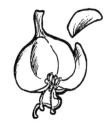

Claudicación intermitente [12]
Hipercolesteremia [13]
Antiviral HIV (in vitro) [14]
Antioxidante [15]
Protege contra los tumores de la piel en animales [16]
Antiulcérico: disminuye la posibilidad de úlceras [17]
Antifungal [18]
Antiarterosclerótico [19]

---

12. Kiesewetter H., Jung E., et al, Effects of Garlic Coated Tablets in Peripheral Arterial Occlusive Diseases, *Clin. Invest.*, 71: 383-6, 1993.

13. Jain Adesh, K., et al, Can Garlic Reduce Levels of Serum Lipids? A Controlled Clinical Study, *The American Journal of Medicine*, June 1993, 94:632–635.

14. Abdullah T. H., Kirkpatrick D. V., Carter J., Enhancement of Natural Killer, Cell Activity in AIDS with Garlic, *Dtsch Zschr Onkol* 1989; 21: 52–53.

15. Rob McCaleb, Research Reviews, Antioxidant, Antitumor, and Cardiovascular Actions of Garlic, *Herbal Gram.*, No. 29, p. 182.

16. *Op. cit.*

17. Sok Wan Han, et al, *Bulletin of Clinical Research* CMC 18 (2): 233-236.

18. Moore G. S., and Atkins R. D., The Fungicidal and Fungistatic Effects of An Aqueous Garlic Extract on Medically Important Yeast-Like Fungi, *Mycologia* CA 341–8, 1977.

19. Can B. H., Adetumsi M. A., and Sánchez A.: Allium sativum (Garlic) and Atheosclerosis, A Review Nutri, *Research* 3:1119-128, 1983.

Hipoglucémico [20]
Antiparasítico [21]

**JENGIBRE** (Zingiber officinale)

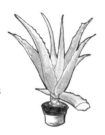

Artritis reumática y osteoartritis [22]
Antinflamatorio [23]
Náuseas y vómitos [24]
Antiulcérico: inhibe las ulceras gástricas [25]
Hipercolesteremia [26]

**SÁBILA** (Aloe vera)

Laxante [27]
Estimula la función gastrointestinal [28]
Heridas y quemaduras [29]
Antibacterial [30]

20. Bener B. O., and Zahnd A. R., Plants with Oral Hypoglycemic Action, *Quart J Crude Drug Res* 17: 1 39-96,1979.

21. Mirelman, D., Monheit D., Varon S., Inhibition of Growth of Entoamoeba Histolytica by Allicin, The Active Principle of Garlic Extract (Allium Sativum), *J. Infect Dis* 1987; 156: 243-244

22. Srivasta K. C., and Mustafa T., Ginger (Zingiber Officinale) in Rheumatism and Musculo Skeletal Disorders, *Medical Hipotheses* 39: 342-8,1992.

23. *Anaesthesia*, August 1990, 45 (8): 669-71

24. Fisher-Rasmusen W., Kjaer S.K., Oahl C., of Asping U.S., Ginger Treatment of Hyperemesis Gravidarum, *Eur. J. Obstet. Gyn. Reproduct. Biology* 38: 19-24, 1990.

25. Journal of Ethnopharmacology, 23 (2.3) July/Aug 1988, 299-304.

26. Srinivasah K. and Sambaian K., The Effect of Spices in Cholesterol 7 Alpha Hydroxylase Activity and the Serum and Hepatic Cholesterol Levels in the Rat, *Int. J. Vitam Nutr Res* 61: 264-9, 1991.

27. Odes H. S., and Madar, Z., A Double-Blind Trial of Celandin, Aloe Vera and Psylium Laxative Preparation in Adult Patients with Constipation, *Digestion* 1991; 49:6571.

28. *Journal of Alternative Medicine* 3/6 (1985) 8. p. 280.

29. Rodríguez M., Cruz N., et al, Comparative Evaluation of Aloe Vera in the Management of Burn Wounds in Guinea Pigs, *Plastic and Reconstructive Surgery*, March 1988, Vol. 81, No. 3, pp. 386-389.

30. Fily L.B., and Keim I., Test of Aloe Vera for Antibiotic Activity, *Econ. Bot.* 17:46-8, 1963.

Antinflamatorio [31]
Antiulcérico [32]

## AJÍ (Capsicum frutescens)

Artritis reumática y osteoartritis [33]
Dolores crónicos [34]
Dolor poshepértico [35]
Neuropatía diabética [36]
Dolores de cabeza [37]
Rinitis alérgica [38]
Psoriasis y picor en la piel [39]

## REGALIZ (Glycyrrhiza glabra)

Úlceras pépticas, duodenales y gástricas [40]
Herpes simplex y genital [41]

---

31. Davis R. H., Shapiro, E., and Agnew. P. S.; Topical Effect of Aloe Vera with Ribonucleic Acid and Vitamin C on Adjuvant Arthritis, *J. Am. Pod. Med. Assoc.* 75:229-37, 1985.

32. Blitz, J. J., Smith, J. W., and Gerard, J. R., Aloe Vera Gel in Peptic Ulcer Therapy : Preliminary Report, *J. Am. Osteo Soc* 62:731-5, 1963.

33. Deal, C. L., Schinitzer, T. J., Lipstein, E., et al, Treatment of Arthritis with Topical Capsaicin: A Double Blind Trial, *Clin Ther* 1991 May/Jun; 13 (3):383-95.

34. Rumsfield, J. A., West D. P., Topical Capsaicin in Dermatologic and Peripheral Pain Disorders, *DICP* 1991, Apr; 25 (4):381-7.

35. Berstein, J. E., Bickers, Dr., Dahl, M. V., Roshal, J. Y., Treatment of Chronic Postherpetic Neuralgia with Topical Capsaicin, *J. Am. Acad. Dermatol* 1987; 17:93-96.

36. Ross Dr., Varipapa, R. J., Treatment of Painful Diabetic Neuropathy with Topical Capsaicin, *N. Engl. J. Med.* 1989; 321:474-475.

37. Faivelson, S., Fruit Extract Checks Cluster Headaches, *Medical Tribune,* July 25, 1991.

38. For Runny Noses, A Cause May be the Cure, *Mod. Medicine,* July 20, 1992; 60:41-42.

39. Ellis C. N., Berberian B., et al, A Double Blind Evaluation of Topical Capsaicin in Pruritic Psoriasis, *J. Amer Acad Dermatol* 29: 438-42, 1993.

40. Doll, R., Hill, I. D., Hutton, C., Underwood, D. J., Clinical Trial of a Triterpenoid Liquorice Compound in Gastric and Duodenal Ulcer, *Lancet* 1962; 2: 793.

Glick, L., Deglycyrrhizinated Liquorice for Peptic Ulcer, *Lancet* 1982; 2:793.

41. Partridge, M., and Poswillo, D., Topical Carbonoxolane Sodium in the Management of Herpes Simplex Infection, *Br J. Oral Maxillofac Surg* 22: 138-45, 1984.

C. Sonka, G., and Tyrrell, D., Treatment of Herpes Genitalis with Carbonoxolone and Cicloxolone Creams: A Double Blind Placebo Controlled Trial, *Br J Ven Dis* 60: 178-81, 1984.

Hepatitis crónica activa [42]
Antinflamatorio [43]
Aftas [44]

## 5. Contraindicaciones y precauciones

Hay un refrán popular que dice: "tómatelo, las cosas naturales, si no te hacen bien, no te hacen mal". Como muchas creencias populares el dicho contiene algo de cierto, pero también de incorrecto, porque, si bien es cierto que el uso de plantas medicinales, como cualquier otra terapia natural, tiene muy pocas probabilidades de producir efectos secundarios y adversos, la aplicación inapropiada puede provocar problemas de salud.

Las plantas medicinales son "armas poderosas" para combatir enfermedades. Yo he visto enfermedades crónicas, incapaces de curar por otros medios, mejorar o curarse completamente. La razón es bien simple, dentro de las hierbas hay substancias con igual potencia que cualquier otro fármaco convencional.

Cuando decimos que algunas plantas tienen contraindicaciones nos referimos a que ciertas personas no deben usarlas. Por ejemplo, la sábila está contraindicada en mujeres embarazadas o personas con hemorroides, porque puede producir aborto, diarreas e irritación de las hemorroides. [45] El hecho de que una planta tenga muchos usos también puede convertirla en contraindicada.  Por ejemplo, si una planta tiene efectos hipotensores a la

---

42. Suzuki, H., Ohta, Y., Takind, T.,  Fujisawa, K., et al: Effects of Glycyrrhizin on Biochemical Tests in Patients with Chronic Hepatitis-Double Blind Trial, *Asian Med. J.* 26: 423–38, 1984.

43. Alcamatsu, H.,  Komura, J., et al.; Mechanism of Antiinflamatory Action of Glycyrrhizing: Effect of Neutrophil Functions Including Reactive Oxigen Species Generation, *Planta Médica* 57: 119-121, 1991.

44. Das, S. K., Das. V., Gulati, A. K., and Singh, V. P., Deglycyrrhizinated Licorice in Apthous Ulcers, *J. Assoc. Physicians India* 37 (10): 647, 1984.

45. Blumenthal Mark, How Safe are Herbal Products: Cut Through the Misconceptions About Herbal Toxity with Accurate Information, *Health Counselor*, Sept./Oct 1991, pp. 14-15.

Felter Felter,H., W., The Eclectic Materia Medica Pharmacology and Therapeutics, *Eclectic Medical Publications*, Portland, Oregon, 1983, p. 177-178.

misma vez que hipoglucémicos hay que tener mucho cuidado al tomarla, porque si usted sufre de bajos niveles de azúcar en la sangre puede tener un "*shock*" hipoglucémico al tomar esa planta.

Aun así, la Asociación Americana de los Centros para el Control de Envenenamientos ha confirmado: "que hay tan pocos reportes sobre reacciones adversas de las hierbas que los centros ni tan siquiera tienen una categoría para estos incidentes", dice Mark Blumenthal, director ejecutivo del Consejo Americano de Botánica.

Debemos recordar que al momento se busca la manera más correcta para reglamentar el uso y la rotulación de las plantas medicinales. Mientras tanto, la forma más segura de utilizar las plantas medicinales al día de hoy sigue siendo el buscar orientación y recomendación de un profesional bien entrenado en el uso de aquellas, como el médico naturopático.

### 6. Aromas que sanan

Algunos practicantes de la Herbología han intentado diferenciar la Aromaterapia de la Medicina Botánica. La Aromaterapia utiliza aceites esenciales extraídos de las hojas, tallos, raíces, semillas, resinas y flores para el tratamiento de enfermedades físicas y mentales. Esto no es diferente de la Medicina Botánica y, si lo es, mi opinión es que las diferencias son tan pequeñas y sutiles que tomaría mucha discusión para establecerlas. A grandes rasgos podemos decir que la Aromaterapia presta mayor atención a los aceites esenciales aromáticos, y a crear un efecto físico y mental a través del sistema nervioso olfatorio. ( La Medicina Botánica utiliza todas las substancias de la planta –no sólo los aceites aromáticos–, y el efecto curativo se logra a través de cualquier sistema, ya sea nervioso, digestivo, circulatorio, etc.)

¿Puede verdaderamente un olor tener efectos sobre nuestro cuerpo? La respuesta es sí.

Diariamente experimentamos sensaciones que demuestran cómo los aromas pueden alterar nuestra fisiología: cuando se cocina con hierbas aromáticas nuestro cuerpo segrega más jugos gástricos y saliva aumentándonos el apetito; un perfume agradable puede cambiar nuestras emo-

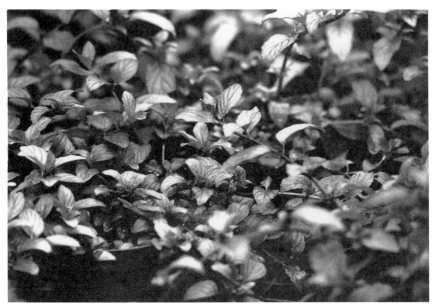

*Los teces de la menta, una planta medicinal aromática, han demostrado eficacia
en el tratamiento y alivio de la condición llamada Síndrome Irritable de los
Intestinos.* (Foto cortesía de El Nuevo Día)

ciones, relajarnos o ponernos más tensos.

Aunque se requiere todavía mucha investigación, parece que la observación de los aromaterapistas, en relación a los efectos mentales de los aromas sobre la mente, es cierta. Un estudio realizado por el Instituto Politécnico Rensselaer, en Nueva York, encontró que los estudiantes que trabajaban en ambientes olorosos –a canela y manzana– producían más que aquellos que trabajaban en lugares sin olor. Los estudiantes en el salón perfumado realizaron 25% más trabajo.[46] Otros estudios para determinar los beneficios de la Aromaterapia en condiciones mentales como depresión, ansiedad y claustrofobia, se han realizado en distintos centros de investigación aunque todavía no hay publicaciones de ellos.

Algunas hierbas famosas por sus fragancias son el geranio, la rosa, el toronjil, eucalipto y la menta, aunque hay miles y miles de plantas aromáticas. Los aceites pueden aplicarse por boca, masajes, baños, inhala-

---

46. Health Beat, Pleasant Fragances Boost Productivity, *Natural Health*, January/
February, 1993, p.18.

ciones, emplastos y otros.

Como el médico naturopático es entrenado para evaluar y tratar al individuo de forma integral (mente y cuerpo) y sus estudios en Medicina Botánica son vastos, la Aromaterapia puede ser un gran complemento a su práctica.

# V
# CONSEJERÍA NATUROPÁTICA

*La cura de muchas enfermedades es desconocida para los médicos de ellas, porque son ignorantes del todo, porque debe ser estudiado también; las partes nunca estarán bien hasta que el todo esté bien... Esto... es el gran error de nuestros días en el tratamiento del cuerpo humano, el que los médicos separen el alma del cuerpo.*

Platón

La consejería naturopática está basada en dos principios de la profesión: tratar de forma integral a la persona y la prevención de las enfermedades.

Visualizar a una persona, o paciente, integralmente significa que el plano mental, físico y emocional serán considerados por igual; no separaremos el uno del otro, y siempre estaremos conscientes de que éstos se afectan mutuamente. En este capítulo discutiremos los efectos de la mente sobre el cuerpo, el físico sobre el físico y el físico sobre la mente.

La palabra doctor significa maestro, y maestro significa guía. Este es el rol del médico naturopático en muchas ocasiones: enseñar al paciente a prevenir y tratar ciertas enfermedades. Al respecto decía Tomás Edison: "El médico del futuro no prescribirá medicamentos y sí enseñará a sus pacientes sobre la dieta, la causa y prevención de las enfermedades".

El orientar y educar al paciente en las diferentes terapias, alternativas y métodos para promover tanto la salud mental como física es uno de los objetivos del médico naturopático; para el sistema de salud es una necesidad evidente para reducir los gastos médicos actuales. Muchas de las enfermedades más comunes de la sociedad actual podrían ser aliviadas, curadas o paliadas con procedimientos auto-aplicables. Por ejemplo, la meditación y las técnicas para reducir la tensión y el estrés pueden ser significantes para el paciente de hipertensión, diabetes, asma y otras condiciones médicas.

Los programas de bienestar total (*wellness*) que tan de moda se han puesto en las industrias, no son otra cosa que los programas de prevención establecidos y practicados hace mucho tiempo por los médicos naturopáticos. Corporaciones como *Johnson & Johnson*, *IBM*, *General Motors*, *ATT*, etc., han aceptado los programas de bienestar como la mejor alternativa para mantener a sus empleados en las mejores condiciones de salud. Las estadísticas indican que al implantar sistemas de orientación, consejería y autocuido, aumenta la productividad, disminuye el ausentismo, y los gastos médicos corporativos.

## 1. Ejercitando la salud

Veinticinco años atrás, cuando íbamos a un parque o gimnasio encontrábamos a los "gorditos", fisiculturistas y atletas ejercitándose. Hoy día encontramos no sólo "gorditos" y fisiculturistas, sino diabéticos, hipertensos, pacientes cardíacos, artríticos y ejercitadores por conciencia (término creado por mí, para describir a las personas que hacen ejercicio no porque estén enfermos sino porque se sienten bien con ello y conocen de su importancia para prevenir enfermedades). Aunque el cuerpo se hizo para moverse, nuestra sociedad nos empuja a ser cada día más sedentarios y menos físicos. "Todo" se mueve electrónicamente y por botones. Nuestro trabajo físico ha disminuido en un 80% si lo comparamos con el de una persona a principios del siglo. A través del ejercicio, el cuerpo y todos nuestros sistemas corporales se fortalecen, se mantienen y se nutren. Uno de los efectos más importantes es el fortalecimiento del sistema cardiovascular, promoviendo el riego efectivo de la sangre a cada una de nuestras células, llevando los nutrientes y el oxígeno vital para un funcionamiento óptimo, a la misma vez que los deshechos metabólicos se eliminan rápidamente.

Debido a la consecuente publicación de estudios que demostraban los beneficios del ejercicio, las personas se han motivado a ejercitarse más frecuentemente. El gobierno también comenzó a concientizarse cuando la Oficina de Salud Pública de los Estados Unidos publicó en un informe para mejorar la salud del país: "la inactividad física puede contribuir a la hipertensión, la fatiga crónica, envejecimiento prematuro, dolores de espalda, enfermedades cardíacas, obesidad y otros ". [1]

La filosofía naturista siempre ha orientado y estimulado la práctica de alguna disciplina deportiva, porque uno de los mejores y más sencillos métodos de prevención es el ejercicio.

Según la sociedad y los servicios de salud se muevan hacia prevenir las enfermedades para reducir los tan elevados costos médicos, veremos el ejercicio convertirse en amigo íntimo de los planes de gobierno (la industria privada también participará porque su aportación a seguros médicos disminuirá significativamente).

¿Cuál es el costo de realizar 30 ó 40 minutos de ejercicios aeróbicos (correr, caminar, tenis, baloncesto, etc.) 3 ó 4 veces en semana? La con-

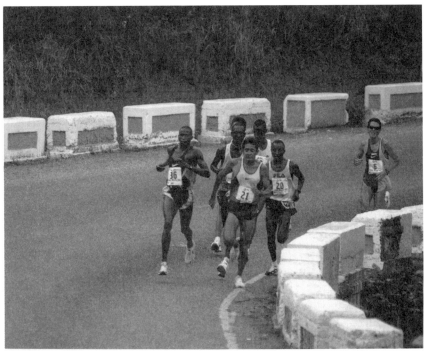

Foto cortesía de El Nuevo Día

1. *Forward Plan for Health*, 1977-81. U.S. Department of Health, Education and Welfare.

testación a esta pregunta determinará la importancia de ejercitarse en los próximos años.

### a. Ejercítese una vez al día, y llámeme la próxima semana...

Un estudio de la *Revista Americana de Seguros* indicó que uno de los factores más contribuyentes a disminuir las muertes de ataques cardíacos entre 1958-1977 se debió al aumento en el ejercicio del americano promedio.[2] En el 1977 ya la industria de seguros médicos empezaba a visualizar el sedentarismo como enemigo de la salud, y la necesidad de incluir el ejercicio en las prescripciones médicas.

Durante mi investigación para escribir este libro encontré que una de las modalidades naturopáticas más estudiadas –como medida terapéutica– es el ejercicio. En la tabla siguiente encontraremos algunas condiciones que podrían mejorar bastante al adoptar algún programa de entrenamiento físico.

---

### BENEFICIO TERAPÉUTICO DEL EJERCICIO

| Enfermedades Cardiovasculares | Arterosclerosis [3] |
| | Hipertensión [4] |
| | Venas varicosas [5] |
| | Angina [6] |
| | Falla congestiva cardiaca [7] |

---

2. Find your Own Fitness Quotient, *Journal of American Insurance*, 53 (4): 5-7, Winter 1977-78.

3. Morris, J. N., Shave, S. P. W., Adam C., et al, Vigorous Exercise in Leisure-time and the Incidence of Coronary Heart- Disease, *Lancet*, 1973, pp. 333.

4. Choquette, G., R. J., Ferguson, Blood Presure Reduction in "Borderline" Hipertension Following Physical Training, *Can. Med. Assoc. J.*, 108 (6) 699-703, Mar 1973.

5. *Medical Tribune* 26 (8) 2 February 27, 1980.

6. Todd I. Ballantyne D., Antianginal Efficacy of Exercise Training: A comparison with B Blockade, *British Heart Journal* 64: 14-19, 1990.

7. *British Heart Journal* 64 (1) 81, July 1990.

| Enfermedades nerviosas o psicológicas | Depresión [8]<br>Salud mental [9]<br>Insomnio[10]<br>Habilidad y función mental [11]<br>Tabaquismo [12]<br>Alcoholismo [13]<br>Esquizofrenia [14]<br>Anorexia [15] |
|---|---|
| Enfermedades neurológicas | Migraña [16]<br>Alzheimer [17]<br>Epilepsia [18] |
| Enfermedades pulmonares | Enfisema pulmonar [19]<br>Capacidad cardiorrespiratoria [20]<br>Enfermedades pulmonares [21]<br>Asma [22] |

8. *The Physician and Sports Medicine*, December 1978.

9. Young R. J., The Effect of Regular Exercise on Cognitive Functioning and Personality, *Brit J. Sport Med.* 13 (3): 110-17, Sept. 1979.

10. *Medical Tribune* 33 (12) June 25, 1992.

11. *Geriatrics* 41 (3) 24, March 1986.

12. Koplan, J. P., et al, An Epidemiologic Study of the Benefits and Risk of Running, JAMA 248 (23): 3118-21. Dec. 17, 1982.

13. Ismail, A.H.C.E. Trachtman, Jogging the Imagination, *Psychology Today*, 6 (10): 79-82, Mar, 1973.

14. *Medicine and Science in Sports and Medicine* 14 (2) 116, 1982.

15. *Ohio State Medical Journal* 65: 1107-1109.

16. Van Gun J., Relief of Common Migraine By Exercise, *Journal of Neurology, Neurosurgery and Psychiatry* 50 (12) 1700-1701. December, 1987.

17. *Geriatrics* 40 (11) 115, November, 1985.

18. *Neurology* 37 (Supp. 1) 95, March, 1987.

19. *American Family Physician*, February, 1970, p. 103.

20. Leon A.S., H. Blackburn, The Relationship of Physical Activity to Coronary Heart Disease and Life Expectancy, Ann. N.Y. Acad. Sci.301: 561-78,1977.

21. Pierce A. K., Taylor H. F., Archer R. K., et al, Responses to Exercise Training in Patients With Emphysema, *Arch. Int. Med.* 113:78, 1964.

22. Cochrane L. M. and Clark C. J., Benefits and Problems of a Physical Training Program for Asthmatic Patients, *Thorax* 45:345-51, 1990.

| | |
|---|---|
| Enfermedades endocrinas | Diabetes Mellitus [23] |
| Enfermedades Músculo-Esqueletales | Osteoporosis [24]<br>Artritis reumática [25]<br>Osteoartritis [26]<br>Lumbago [27] |
| Otras | Previene el cáncer [28]<br>Síndrome premenstrual [29]<br>Estreñimiento [30]<br>Obesidad [31]<br>Envejecimiento [32]<br>Glaucoma [33] |

**b. ¡Cuidado, no tan rápido!**

Por inofensivo y sencillo que parezca el ejercicio, hay precauciones, cuidados y contraindicaciones, como en cualquier otra terapia o práctica.

23. Koivisto, V. A. and DeFronzo, R. A., Exercise in the Treatment of Type II diabetes, *Acta Endocri, suppl.* 1984, 262, pp. 107-11.

24. Yeater, R. and Martin, R., Senile Osteoporosis: The Effects of Exercise, *Postg. Med.*, 1984,75 pp. 147-9.

25. Rubeinsten E. and Federman D. D.: *Scientific American Medicine*, Scientific American, Inc.,New York, N.Y. 1991. Pp. CTM: I: 1-32.

26. Anonymous Exercise can Help Slow, Reverse Osteoarthritis, *Geriatrics* 1991: 46 (10:87).

27. *Internal Medicine News* 22 (14) 23, July 15-31, 1989.

28. Paffenberger R. S., Jr. Hyde R.T. and Wing Al, Physical Activity and Incidence of Cancer in Diverse Populations: A Preliminary Report, *Am. J. Univ. Nutr.* 45: 312-7, 1987.

29. *European Journal of Applied Physiology* 55: 349-355, 1986.

30. Oettlée G., Effect of Moderate Exercise on Bowel Habit, *Gut.* 1991, 32, 941-44.

31. *Southern Medical Journal* 84(12): 1470, 1991.

32. *Family Practice News*, July 15, 1980, p. 10

33. Passo M., Golberg L., Elliot D., et al, Exercise Training Reduces Intracular Pressure Among Subjects Suspected of Having Glaucoma, *Archives of Ophtalmology* 109: 1096-8, 1991.

Por lo general, el abuso y la desorganización son las razones principales de las lesiones deportivas. El "atleta de fin de semana" y el "atleta compulsivo" son ejemplos típicos de estos problemas. El primero es aquella persona que casi nunca practica un deporte y de pronto pretende correr o jugar como un profesional; el segundo utiliza el ejercicio como escape, sobreentrenando y exagerando su entrenamiento.

El Colegio Americano de Medicina Deportiva, una organización internacional experta en el campo del ejercicio, ha publicado su posición sobre los cuidados al ejercitarnos y sus efectos cuando se entrena sin planificarlo adecuadamente.

**Anemia Deportiva.** –Leve disminución de la hemoglobina y hematocitos. Comúnmente en atletas de fortaleza.

**Hematuria y Albumina Atlética.** –Microscópicas o pequeñas cantidades de sangre o albúmina en la orina tan pronto se acaba el entrenamiento.

**Asma inducida por ejercicio.** – Una respuesta no específica de broncoespasmos, dificultad al respirar, ahogo, silbantes, y dolor de pecho durante o luego de ejercitarse. (No es una variedad de asma, sino una reacción espontánea luego de un ejercicio vigoroso).

**Urticaria y anafilaxis.** –Síndrome muy parecido a una reacción alérgica de urticaria: erupciones de la piel, picor, hinchazón. Su causa es desconocida y es una condición muy rara.

**Disfunción menstrual y cambios hormonales sexuales.** –La aparición de la menstruación en mujeres que entrenaron intensamente antes de la pubertad puede retrasarse bastante. La falta de menstruación, o la poca menstruación, es bien común entre las atletas; 19% de las maratonistas femeninas no tienen menstruación.

**Osteoporosis.** –Las atletas que no tienen menstruación son más propensas a desarrollar osteosporosis. Se ha encontrado que estas deportistas tienen una densidad ósea menor que una persona común y corriente.[34] (Por otro lado, el ejercicio es recomendado como medida preventiva contra la osteoporosis. En otras palabras, el entrenamiento o práctica excesiva puede llevar a la falta de menstruación y de ahí a convertirse en potencial

---

34. Rubenstein E. and Federman D. D, *op. cit.*

para el desarrollo de osteoporosis.)

**Incontinencia Urinaria.** –Un estudio en 1990 encontró que 47 % de las mujeres que se ejercitan han tenido incontinencia al ejercitarse. Actividades físicas con mucho brincos, correr, aeróbicos de impacto fuerte, tenis, son algunos de los ejercicios asociados a la pérdida de orina involuntaria.

Estos posibles efectos aunque reales son muy raros, y no deben servir de justificación a los vagos para no hacer ejercicios. Si la persona sospecha o sufre de alguna condición parecida a las mencionadas anteriormente, lo mejor es consultar al médico, y no optar por lo más fácil, quedarse sentado.

### c. Primeros pasos...

El paso más difícil para envolvernos en un programa de actividad física, es decidirlo. La sociedad actual nos empuja hacia el sedentarismo. Excusas como: la escuela, el trabajo, el hogar, el cansancio, los niños, etc., nos "impiden" movernos.

Los siguientes "pasitos" le pueden ayudar para comenzar una sencilla rutina de ejercicios.

1. Decisión. –Tiene que hacerlo de manera firme y segura, sin ambigüedades, porque al menor inconveniente abandonará la disciplina.

2. Consultar. –Ya sea un médico convencional, médico naturopático, o entrenador físico. Estas personas le pueden orientar sobre la mejor modalidad, cuidados médicos y rutina a seguir. Las personas con alto riesgo de enfermedades cardíacas (más de 35 años, obeso, elevados niveles de colesterol y/o triglicéridos), hipertensos, fumadores, diabéticos, hipoglicémicos, osteosporosis, artríticos, asmáticos, necesitan obligatoriamente una evaluación médica antes de comenzar cualquier ejercicio.

3. Selección. – Adopte un programa deportivo que se ajuste a su gusto, presupuesto, tiempo, y capacidad física y mental (ver tabla). A veces creemos que obtendremos beneficio del ejercicio vigoroso solamente, pero el mero hecho de caminar 20–30 minutos de manera continua puede ser suficiente. No se imponga metas imposibles de cumplir. La Asociación Americana de Medicina Deportiva recomienda hacer ejercicios aeróbicos

de 3 a 4 días en semana, por alrededor de 15 a 60 minutos.

## 2. Mente y cuerpo

Muchos pacientes, doctores, y profesionales de la salud, buscando cambios en el horizonte de los servicios médicos actuales, lo hacen porque la relación médico-paciente se ha ido tornando en una conducta técnica, física, y en muchas ocasiones "insensible". La alta tecnología médica ha separado al doctor del paciente. El contacto entre uno y otro muchas veces depende de una pastilla o de una máquina... Considerando el hecho de que muchas enfermedades de hoy día están relacionadas con tensiones emocionales y sociales, así como con condiciones psicosomáticas, es imposible enajenar las emociones y los procesos mentales de nuestros síntomas físicos y enfermedades.

La necesidad del individuo de la sociedad moderna –tanto sano como enfermo– de estar consciente de sus emociones, motivaciones, tristezas y alegrías es esencial para una buena salud mental, la cual se reflejará en cualquier enfermedad. Esa necesidad y deseo por tocar y conocer ese ser interior e integral fue corroborada cuando el afamado periodista Bill Moyers presentó en la Cadena PBS el programa *Sanando y la Mente* en el que millones de personas participaron. Actualmente, su libro del mismo tema se encuentra entre los más vendidos de los Estados Unidos.

En esta subsección trataremos brevemente el interesante tema de la mente y el cuerpo y las terapias naturopáticas relacionadas: retroalimentación (*biofeedback*), meditación, el contacto sanador (*healing touch*), visualización y otros.

### a. Emociones que envenenan...

Un estudio realizado en la Universidad *Southern Methodist University* (SMU) confirmó lo que muchas personas sabemos: el rencor o el remordimiento envenenan. En esta ocasión se pudo confirmar clínicamente la creencia popular. El Dr. James W. Pennebaker, psicólogo, encontró que, al confesar episodios traumáticos en sus vidas, las personas tuvieron una significativa disminución en las visitas al médico, en comparación con las personas que no se confesaron. El estudio ha sido tan interesante que investigadores de la Universidad del Estado de Nueva York, Miami y Nebraska han repetido el estudio, encontrando resultados similares. [35]

La revista *Harvard Heart Letter* destaca otros dos estudios donde las emociones están ligadas a la salud: la depresión y la arterosclerosis; el coraje (enfado) y la alta presión arterial. Los investigadores evaluaron los vasos sanguíneos del cuello (arterias carótidas) de varias personas, y si estaban deprimidos o no. Los resultados indicaron que los pacientes más propensos a arterosclerosis eran los que tenían un historial depresivo. En el segundo estudio se descubrió que los corajes pueden agravar significativamente a los pacientes con problemas cardíacos. Los pacientes molestos demostraron una disminución en la capacidad de bombeo del corazón y un aumento de la presión arterial de 23 mm de mercurio en la presión sistólica, y 23 milímetros de la presión diastólica. [36]

Estos nuevos estudios confirman lo que desde tiempos ancestrales también saben los sanadores, y practicantes religiosos: el perdón, la confesión, la oración y la tranquilidad son capaces de curar muchas enfermedades. Los profesionales de la salud vemos a diario pacientes que han agotado todos los recursos médicos intentando curarse sin éxito, y luego, al cabo de años, los encontramos completamente sanados. Cuando preguntamos ¿cómo?, nos describen el proceso mental (fe, conversión religiosa, psicoterapia, etc.) que los liberó del mal que desafió la ciencia médica.

El doctor Francisco Xavier Eizayaga, un famoso homeópata, decía en sus seminarios hace 15 años atrás, que casi todas las enfermedades autoinmunes (como el lupus, pénfigo, artritis reumática, etc.) estaban relacionadas con traumas o impactos emocionales. El doctor Eizagaya decía que la pregunta clásica en un caso de enfermedad autoinmune es: ¿qué situación traumática-emocional ha tenido, en o antes de esta enfermedad?

Recuerdo un caso de pénfigo vulgare en el que el paciente me describió el coraje, el odio y resentimiento que tuvo contra su ex jefe antes de

---

35. Henry Oreher, The Healing Power of Confession, *Natural Health*, July/ August 1992, p. 74-90.

36. Depression, Anger, and the Heart, *Harvard Heart Letter*, Vol. 3, No.6, February 1993, p. 7.

enfermarse. Su coraje era tan grave que pensó seriamente matar a su jefe con el automóvil; dos días después, las bubas (vesículas grandes de agua en la piel) comenzaron a aparecer en sus piernas y en la boca, síntomas clásicos de esta enfermedad. Luego de muchos años de tratamiento con cortisona, sin éxito, la paciente comenzó a mejorar significativamente con un tratamiento homeopático; una de las terapias naturopáticas especializadas en tratar el plano mental, emocional y físico del ser humano.

### b. Fisiología de las emociones

El proceso mediante el cual un pensamiento puede afectar substancias, funciones y mecanismos, en nuestro cuerpo, es una gran intriga para la ciencia, y no de ahora, sino desde mucho tiempo. El placebo, la prueba común de los científicos para determinar si el efecto positivo de un medicamento es debido a influencias mentales o bioquímicas, hoy tiene que verse desde una perspectiva diferente. Antes, la fuerza mental del paciente provocada por el placebo y capaz de producir cambios físicos, era vista con menosprecio; el comentario común era: "el paciente creyó haber acabado con la enfermedad". Actualmente, el médico progresista pensará: "el poder de la mente puede utilizarse para curar ciertas enfermedades". El placebo como fuerza curativa ha demostrado capacidad para cambiar disfunciones motoras, estimular el sistema nervioso simpatético, funciones cardíacas, las secreciones y la movilidad gastrointestinal. [37]

Una disciplina que ha tomado auge entre científicos y psicólogos es la psiconeuroinmunología. La observación experimental que indica que nuestro sistema inmunológico puede ser alterado positiva o negativamente por el pensamiento, ha creado un gran interés investigativo. La psiconeuroinmunología ha descubierto cómo el cerebro, el sistema inmunológico y el endocrino están interconectados, siendo capaces de alterar nuestra susceptibilidad a infecciones. Aspecto totalmente desconocido dos o tres años atrás. [38]

---

37. Pizzorno, J. E. and Murray, M. A., *A Textbook of Natural Medicine*, John Bastyr College Publication, Seattle, Wa. 1988, p. 1., Placebo 1-21.
38. *Op. Cit.*

Con los datos anteriormente descritos veremos a los científicos con suficiente taller para trabajar en años venideros. Los libros de texto médicos reconocerán a esta nueva "fisiología del alma..."

### c. Enlace mente y cuerpo

Anteriormente discutimos cómo la medicina naturopática, dentro de su práctica y filosofía médica, contempla al paciente como un todo. Sistemas de sanación natural que no se relacionan históricamente el uno con el otro (como la Medicina China, la Homeopatía y la Medicina Ayurvédica) visualizan la causa de la enfermedad desde diversos puntos, siendo el mental uno de los factores más importantes. Por ser los más antiguos, clásicos y conocidos, estos sistemas recibieron una amplia discusión anteriormente en sus respectivas secciones.

### 1) Contacto sanador

**Definición**: Conocido en inglés como *healing or therapeutic touch*. Desarrollado en la Universidad de Nueva York, división de enfermería, por Dolores Krieger, Ph.D., R. N. El procedimiento para sanar se logra poniendo las manos sobre la parte adolorida, con el propósito de traspasar la "energía radiante del terapeuta" y desbloquear cualquier estancamiento energético en el paciente. Es la combinación de teorías occidentales y orientales del flujo energético en nuestro cuerpo. Una práctica muy parecida es el Reiki.

**Evidencia y recomendaciones**: La ciencia médica bioenergética, o el estudio de los cuerpos energéticos que dominan nuestro cuerpo, y con ello nuestra salud, apenas comienza a desarrollarse. Los campos áuricos, las fotografías Kirlian y la sanación por frecuencias biomagnéticas, han sido estudiadas por científicos europeos. Se sabe de la existencia de esa energía de la que tanto han hablado los sanadores, pero, hasta el momento, no hay estudios clínicos significativos que nos expliquen la relación entre el contacto sanador y la cura de enfermedades. Sin embargo, escuchamos frecuentemente casos de familiares, vecinos o conocidos que fueron curados por algún sanador. El libro *Vibrational Medicine* del Dr. Richard Gerber, M.D., abunda extensamente sobre las investigaciones bioenergéticas.

### 2) Meditación

**Definición**: Al mencionar meditación vienen a nuestra mente: calma, control mental, atención, enfoque de pensamientos, relajación mental y física. El estado mental causado por los anteriores factores es la mejor definición de meditar. Hay varias formas de lograr este estado mental, y, entre los más conocidos, se encuentra la oración, el rezo, práctica yoga (hay muchas prácticas yogas pero la más conocida es el hatha yoga, con la que a través de posturas físicas logramos calmar nuestra mente y relajar nuestro cuerpo) y la meditación trascendental. Esta última es de las más populares, pues celebridades como los Beatles, Jane Fonda y Tina Turner

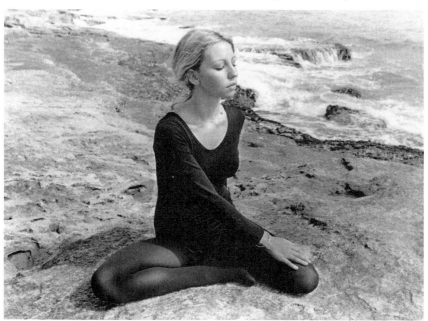

Foto cortesía de El Nuevo Día

han sido promotores de su práctica; sus ejercicios, aunque con profundas raíces sagradas y filosóficas hindúes se han adaptado a programas simples y accesibles al hombre moderno.

**Evidencia y recomendaciones**: El asma, la diabetes, dolor de espaldas, síndrome irritable de los intestinos, hipertensión, son sólo algunas de las enfermedades mejoradas por la meditación. [39] Los seguidores de la meditación transcendental reclaman que hay alrededor de 500 estudios independientes que demuestran sus beneficios clínicos. La documentación de muchos estudios se encuentra en el libro *The TM Book* por Denise Denniston.

Siete pasos básicos para aprender a meditar:

a. Seleccionar algún objeto, frase, imagen, maestro o atender a la respiración. Por ejemplo, una oración de la Biblia, u observar el ritmo de nuestra respiración.

b. Sentarse o acostarse en una posición cómoda, y en un lugar donde no haya distracciones.

c. Cerrar los ojos.

d. Pensar en que todos tus músculos se están relajando. Un buen ejercicio es aquel en que comenzamos a sentir que los músculos de los pies se están relajando, luego las pantorrillas, después los muslos, así por el estilo, hasta llegar a la cabeza.

e. Luego de sentirse bien relajado –"casi flotando"– comenzar a respirar profundamente, repitiendo o visualizando el objeto o frase seleccionada.

f. Asumir una actitud pasiva con relación a los pensamientos –al principio, la mente será difícil de controlar y todo tipo de imagen o pensamiento vendrá a nuestra mente. Simplemente observar lo que está sucediendo y dejarlo ir; no pelear con los pensamientos. Esto creará tensión y se perderá el enfoque.

g. Quedarse en esa posición, observando y disfrutando la tranquilidad, desde 10 a 20 minutos. Muchas personas prefieren más o menos tiempo pero, al principio, esta cantidad es suficiente.

---

39. Machintosh A., Yoga as a Therapeutic Exercise, *Townsend Letter for Doctors*, No. 125, August/ Sept. 1993, p. 800-01.
    *Biofeedback and Self-Regulation*, 1993; 18 (3): 125-130.

### 3) Tai-Chi

**Definición**: Sus raíces provienen del Taoísmo, y es considerado un arte marcial, aunque no envuelve contacto físico o relación alguna con defensa personal. Su filosofía plantea que el ser humano debe estar en armonía con la naturaleza y el universo; cuando sea así, todo, incluyendo nuestra mente y cuerpo, funcionará suave y espontáneamente, de acuerdo con las leyes de la naturaleza. Se practica mediante posturas y movimientos armoniosos, y hay una infinidad de estas posturas y pasos.

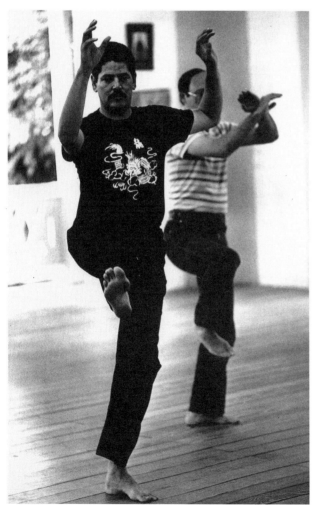

*Personas practicando el Tai–chi.* (Foto cortesía de El Nuevo Día)

**Evidencia y recomendaciones:** Varias investigaciones médicas recomiendan el Tai-chi como alternativa de salud y ejercicio. La primera sugiere beneficios para los problemas de balance y postura, las otras apoyan esta práctica para los pacientes artríticos ya que sus síntomas no se agravan con estos ejercicios sútiles.[40] La fortaleza física, la flexibilidad, la estámina y la relajación mental son efectos positivos del Tai-Chi sobre nuestro cuerpo y mente.

### 4) Retroalimentación (Biofeedback)

**Definición:** proceso mediante el cual se aprende a tener control sobre los sistemas y funciones corporales: digestivo, circulatorio y cardiaco y nervioso. A través de una máquina que mide la temperatura de la piel, la actividad eléctrica del cuerpo o los ritmos cerebrales, vamos aprendiendo a dominar funciones alteradas en nuestro sistema debido a reacciones mentales.

**Evidencia y recomendaciones:** El "*biofeedback*" electrodermal ha ayudado a disminuir la intensidad y frecuencia de los dolores de cabeza en pacientes con migraña. La hipertensión arterial, el estreñimiento crónico, las arritmias cardíacas y ciertas condiciones neurológicas también han mejorado enormemente al ser tratadas con retroalimentación. [41]

### 5) Hipnosis

**Definición:** Estado mental creado por autoinducción o por un

40. Tse, Shuk-Kuen and Bailey, Diana M., Tai Chi and Postural Control in the Well Elderly, *American Journal of Occupational Therapy*, April 1992; 46 (4): 295–300.
   Kirsteins, Andrew E., et al, Evaluating the Safety and Potential Use of a Weight Bearing Exercise, Tai Chi Chuan, for Rheumatoid Arthritis Patients, *American Journal of Physical Medicine and Rehabilitation*, June, 1991; 70 (3): 136–141.
41. Bricklin Mark, *The Practical Encyclopedia of Natural Healing*, Penguin Books, USA Inc., New York, N.Y. 1983, p. 53–58.

profesional; mediante el cual se está aislado de distracciones mentales o exteriores. Dicho nivel permite ser mas receptivo a sugerencias. Ha sido conocido como método terapéutico por la misma medicina convencional desde 1955, para las psiconeurosis y el alivio de dolores.

**Evidencia y recomendaciones:** Se ha utilizado exitosamente para romper hábitos (cigarrillo, drogas, comidas, etc.) controlar fobias y ansiedades. Estudios clínicos han comprobado beneficios con pacientes de asma, síndrome irritable de los intestinos, alergias de la piel, y la rápida recuperación luego de cirugías. [42]

### 6) Visualización o imaginación

**Definición:** El visualizar o imaginar acontecimientos que resulten beneficiosos para nuestra salud, mientras experimentamos esa sensación, es lo que seguidores de la "nueva era" llaman visualización. Ejemplos de estas visualizaciones son observar cómo los tumores se disuelven en nuestro cuerpo e imaginar los órganos botando de nuestros cuerpos las enfermedades. Un ejercicio de visualización comúnmente utilizado por los pacientes con SIDA es observar a las células del sistema inmunológico atacando al virus mortal.

**Evidencias y recomendaciones:** Un estudio de la Universidad de Yale encontró que la depresión severa puede mejorar con la visualización. [43] La oficina para la Medicina Alternativa de los Institutos Nacionales de Salud en los Estados Unidos ha asignado dinero para investigar los efectos de la visualización o imaginación guiada contra el asma bronquial.[44]

---

42. *Am. J. Clin. Hypnosis* 1991: 33: 172-186.
*Journal of the Royal Society of Medicine*, Dec. 1988; 701-704.
Wharwell P., Prior A., Colgan S., Hynotherapy in Severe Irritable Bowell Syndrome: Further Experience, *Gut.* 1987, 28, 423-425.
43. *Readers Digest, Family Guide to Natural Medicine.* The Reader's Digest Association, Inc.,New York/ Montreal, 1993, p. 118-119
44. McDowell Baynon, M. A., The National Institutes of Health Office of Alternative Medicine, Evaluating Research Outcomes, *Alt. Comp. Ther.*, Oct. 1994, Vol 1, No 1, p.20.

# VI
# MEDICINA FÍSICA
# NATUROPÁTICA

*Frotar fuerte une, demasiado frotar puede hacer que las partes se gasten,*
*y el frotar moderadamente hace que éstas crezcan.*
Hipócrates

*Dénme la oportunidad de crear una fiebre y curaré cualquier enfermedad.*
Hipócrates

El uso de agentes físicos como el agua, la luz, electricidad, mecanoterapia, (rearreglo u ordenamiento del sistema músculo-esqueletal) es la definición general de los tratamientos físicos aplicados por los médicos naturopáticos.

En capítulos anteriores, hemos discutido cómo las diferentes terapias naturopáticas son dirigidas al beneficio de nuestra salud: la consejería trata la mente, la acupuntura y la homeopatía nuestra energía vital, la nutrición nuestra bioquímica; pero para honrar completamente el lema de medicina integral, tenemos que incluir una terapia dirigida a corregir obstáculos físicos que impiden el funcionamiento normal del cuerpo.

A través del masaje, la manipulación corporal, el uso de agentes físicos, y/o artefactos o instrumentos electrónicos se logra cumplir con el ideal naturopático y proveerle a nuestro sistema todos los recursos necesarios para lograr la ansiada armonía y funcionamiento total.

El concepto de medicina física naturopática se forma a principios de siglo y tiene sus raíces en todos aquellos métodos desarrollados en los últimos cien años, dirigidos a corregir y/o normalizar el plano físico sin medicamentos sintéticos.

## 1. El masaje y la manipulación naturopática

Uno de los métodos físicos más conocidos para lograr conservar nuestro sistema musculo-esqueletal es el masaje. Practicado desde civilizaciones antiguas, es en estos tiempos cuando adquiere mucha importancia, porque es en estos tiempos cuando el estrés, la mala postura y el sedentarismo son estilos de vida muy frecuentes en nuestra sociedad.

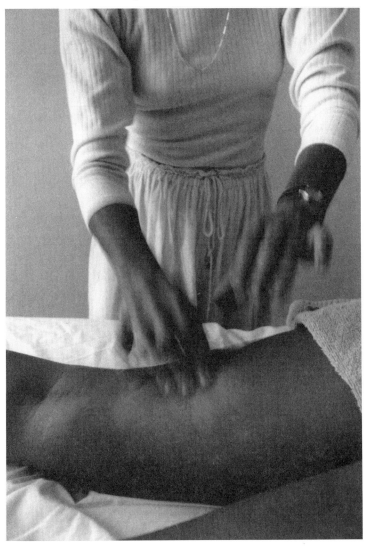

Foto
cortesía de
El Nuevo
Día

El mero hecho de tocar, masajar, o frotar un músculo tenso puede lograr soltar tensiones musculares y mentales, estimular la circulación, remover toxinas y promover la función nerviosa.

Dígale a su compañero o compañera que sutilmente frote y apriete los músculos de su cabeza, cuello y espalda cuando sienta dolor, o cuando esté cansado o con tensión. Este "difícil" proceder a veces es más poderoso que un relajante muscular. Nuestra energía, vitalidad y hasta nuestra sonrisa cambiará maravillosamente y, posiblemente, nuestras relaciones también –tanto personales como la del médico-paciente. Al respecto, dice el libro *Family Guide to Natural Medicine* de la editora *Reader's Digest*: "La necesidad de tocar y ser tocado es universal, esta gentil, cálida comunicación y cuidado, ya no es parte central de la medicina moderna".

Recientemente, la Escuela de Medicina de Miami encontró evidencia para calificar el masaje terapéutico como beneficioso para disminuir el estrés y la ansiedad en los centros de trabajo. El estudio descubrió que un masaje de 20 minutos dos veces en semana produjo menos fatiga, más claridad mental, y menos niveles de ansiedad en los empleados tratados.[1] La claridad mental se midió por la habilidad del paciente para completar problemas matemáticos en menos espacio de tiempo y con menos errores. Las ondas cerebrales medidas por el electroencefalograma también mostraron signos de mejoría y alerta.

Otro estudio publicado por la *Revista de la Academia Americana de Psiquiatría para Niños y Adolescentes* también le encontró beneficios al masaje, pero esta vez contra la ansiedad en niños y adolescentes hospitalizados en instituciones psiquiátricas con condiciones de depresión, con problemas de adaptación, agresivos, y con mal comportamiento. Las enfermeras que observaron a los pacientes que recibieron el masaje indicaron que éstos dieron muestras de más estabilidad emocional, más cooperación y menos ansiedad e inquietud.[2]

---

1. On-the-Job Massage Reduces Stress, *Natural Health*, September–October, 1993, p.20.
2. Field T., Morrow C., Valdeon C., et al, Massage Reduces Anxiety in Child and Adolescent Psychiatric Patients, *Journal of the American Academy of Child and Adolescent Psychiatry*, 1992; 31:125–31.

LOS MASAJES PUEDEN PRESCRIBIRSE PARA:

| | |
|---|---|
| Asma | Fibromialgia |
| Autismo | Estrés |
| Bulimia | Artritis reumática juvenil |
| Síndrome de fatiga crónica | Desórdenes postraumáticos |
| Adicciones en recién nacidos | Depresión |
| Diabetes | |

A través de los siglos muchas formas y técnicas para aplicar el masaje terapéutico se han creado, pero, entre ellos, el más famoso es el masaje sueco, llamado así porque fue desarrollado por el doctor sueco Per Henrikling. Su técnica, basada en ciertos masajes chinos, griegos, egipcios y romanos, utiliza la vibración, el estiramiento, el sobo y la tracción; todas aplicadas de manera combinada.

Con el desenvolvimiento de la Medicina Natural, donde terapias occidentales se han ligado con las orientales, otros métodos para corregir problemas musculares se han desarrollado:

### a. Shiatsu

Tipo de masaje proveniente del Japón. Shiatsu en japonés significa presión con los dedos. Aunque muy parecido a la acupresión (ver sección de Medicina China) porque utiliza la presión de los dedos para liberar y mover la energía vital (qi), no es lo mismo. El Shiatsu es aplicado como medida preventiva y el movimiento energético se hace con el propósito de brindar más vitalidad al paciente. En la acupresión el propósito principal es corregir un desbalance especifico, o tratar alguna enfermedad.

### b. Reflexología

También requiere el uso de presión con los dedos para lograr el efecto

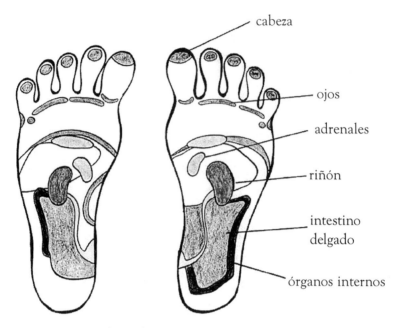

cabeza

ojos

adrenales

riñón

intestino
delgado

órganos internos

terapéutico, pero sólo se limita a tratar los pies, (últimamente se está aplicando la misma técnica a las manos también), donde supuestamente hay un mapa (ver figura pág. 98) de nuestro cuerpo. Allí encontraremos unas áreas pequeñas que representan cada uno de nuestros órganos y otras partes del cuerpo. Al aplicar presión sobre cualquiera de esos puntos, el terapeuta determinará si ese órgano está debilitado o enfermo, cuando el paciente se queje de dolor en esa misma área; a la misma vez se puede aplicar el tratamiento presionando con más fuerza sobre dicha área. La ciencia médica, comienza a evaluar este sencillo y seguro tratamiento. Por ejemplo, la *Revista Médica de Obstetricia y Ginecología* publicó un estudio donde las pacientes sufriendo de Síndrome Premenstrual recibieron mejoría de sus síntomas cuando se les aplicó un tratamiento reflexológico. [3]

Hay masajes para infantes, mujeres embarazadas, atletas y enfermos debilitados. Pero una persona con fiebre, inflamaciones agudas, infecciones, flebitis, trombosis, cáncer o ictericia no debe recibir masajes. Si durante la aplicación de un masaje, se siente con mareo, dolor de cabeza,

---

3. Oleson Terry, Flocco William, Randomized Controlled Study of Premenstrual Symptoms Treated with Ear, Hand, Foot Reflexology, *Obstetrics and Gynecology*, December 1993; 82(6): 906-911.

náuseas y palpitaciones se debe suspender el tratamiento rápidamente.

La manipulación naturopática se encarga de realinear y reordenar el sistema músculo esqueletal. Con el uso de las manos, y del cuerpo, con tracciones y movimientos fuertes, el doctor puede acomodar el sistema óseo en su lugar. Aunque la Osteopatía y la Quiropráctica reclamen ser modalidades terapéuticas un tanto parecidas a aquella, no lo son, porque en el reacomodo de huesos, la manipulación naturopática es única y particular ya que se utiliza como complemento de otras terapias naturales para lograr su objetivo principal: salud integral y óptima. Las líneas sanguíneas y nerviosas, que conectan nuestro cuerpo requieren conductos

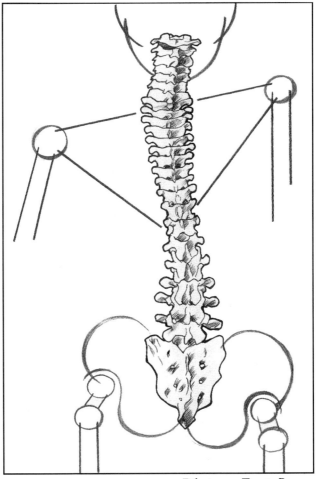

Dibujo por Tomás Burgos

libres de bloqueos para realizar su trabajo. Si comparamos nuestro cuerpo con un automóvil, vemos que no importa cuán buena sea la gasolina y aceite que le echemos, y el mantenimiento dado, si alguna pieza mecánica no engrana o no se mueve correctamente. No importa la alimentación o la medicina ingerida si las articulaciones y otras estructuras físicas bloquean el flujo normal de funciones y nutrientes.

El realineamiento naturopático del sistema músculoesqueletal ha aliviado a muchos pacientes de migraña, sinusitis, problemas motores, digestivos y cardiovasculares. Esta terapia, como el masaje, posee también variantes. Entre las más efectivas y conocidas se encuentran:

### c. Manipulación del tejido suave (MTS)

En nuestra piel y músculos se encuentran puntos palpables que usualmente están sensitivos al tacto. Según la teoría de la MTS, estas áreas pueden estar relacionadas con otras que pueden encontrarse lejos de dicho punto; y pueden relacionarse con traumas, tensiones, o inflamaciones en algún órgano o área lejana. Diferentes escuelas las han llamado: puntos de dolor, puntos gatillo (*trigger points*), o zonas de irritación. Cualquiera que sea el nombre, se perseguirá, a través de presión manual, remover esos puntos de tensión en la piel y en el músculo. En un estudio reciente en un hospital escocés, se observó que los niveles de ansiedad e insomnio disminuyeron en pacientes que recibieron masajes en el tejido conectivo suave.[4] Aun los pacientes con resistencia a medicamentos convencionales recibieron efectos positivos de este tratamiento natural.

### d. Técnica neuromuscular

Un método para corregir problemas músculoesqueletales, muy popular entre los naturópatas de Europa, se deriva de la combinación apropiada

---

4. McKechnie A., Wilson E., Watson N., and Scott D., Anxiety States: A preliminary Report on the Value of Connective Tissue Massage, *J. Psychosomatic Res.*, 27:125–9, 1983.

de varios masajes, como los ayurvédicos, los tradicionales y otras técnicas utilizadas por naturistas al principio de siglo en los Estados Unidos. Su particularidad estriba en que los dedos se utilizan para ejercer presión en los orígenes e inserciones de los músculos (donde comienza y termina el músculo). Al aplicar la presión necesaria a estos puntos de tensión, se logra soltar el músculo anudado, lo que, a su vez, logra acomodar los huesos.

## 2. Hidroterapia

Una de las distinciones especiales de la medicina natural, que la hace única, es el utilizar agentes terapéuticos en la forma más natural y simple. Y de entre todas esas alternativas hay una que se caracteriza por ser la más natural y simple: la hidroterapia.

Debido a estos atributos, los tratamientos con agua han sido utilizados por diferentes sociedades antiguas, incluyendo a los egipcios, persas, griegos, hebreos, hindúes, y chinos. El uso del agua, en cualquiera de sus formas, para el mantenimiento de la salud y el tratamiento de enfermedades –según se define la hidroterapia– fue recomendado por Hipócrates como uno de sus preciados remedios.

Decía Hipócrates, que "la hidroterapia era muy buena para neumonías, ya que los baños suavizan los dolores en el pecho y la espalda; promueven la expectoración, y ayudan a la respiración". [5]  Por siglos, esta modalidad se cultivó y desarrolló extensamente alrededor del mundo. En el siglo 17, la publicación de tratados y textos sobre hidroterapia, que intentaban explicar sus propiedades curativas de manera racional y científica, echó las bases de lo que muchos han llamado la hidroterapia moderna.

Famosos hidrópatas (nombre dado en el pasado a las personas que curaban con agua), como el padre Kneipp, Priessnitz, y Rausse, se destacaron en Europa. Nuestro continente vio esta especialidad naturopática crecer, bajo la defensa y promoción de J. H. Kellogg (el mismo doctor mencionado en la sección de nutrición) y del Padre Tadeo, en Latinoamérica.

---

5: *Hippocratic Writings in the Great Books*, William Benton Publ., Chicago, Illinois, 1952.

## a. Efectos del agua en nuestro cuerpo

Aunque clínicamente la hidroterapia no ha tenido la investigación deseada por muchos, estudios fisiológicos han entendido y determinado sus efectos sobre nuestro organismo. Al aplicarla, el agua afectará termal, mecánica o químicamente el funcionamiento del cuerpo. El aumento de la temperatura en un área específica (brazo, pierna) o generalizada, es ejemplo de un efecto termal; causar cambios en los fluidos intestinales debido a una enema terapéutica es muestra del efecto químico; y el provocar movimientos controlados de sangre en distintos lugares del cuerpo es ejemplo del efecto mecánico.

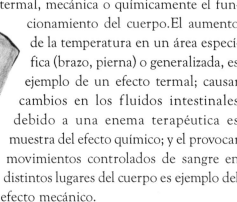

*Padre Kneipp* (Dibujo por Tomás Burgos)

La intención terapéutica principal de la hidroterapia es aumentar o disminuir el flujo de sangre hacia algún órgano o área del cuerpo. Si esto lo acompañamos con el ejercicio, relajación, nutrición óptima y adecuada, y desintoxicación, tendremos los elementos precisos para la armonización correcta y saludable.

Múltiples son las formas de usar el agua como método para aliviar afecciones. Entre las más comunes, tanto a nivel casero como en la práctica profesional del médico naturopático se encuentran:

## b. Modalidades hidroterapéuticas

**Compresas frías.** – Pedazo de tela con agua fría aplicado a cierta área del cuerpo. Esta agua puede contener substancias como hierbas, sal y vinagre. Por lo general se utiliza para descongestionar o mover la sangre de alguna parte del cuerpo, disminuir la hinchazón, inhibir la inflamación, aliviar dolores, fiebres, y dolores de cabeza.

Procedimiento
• Mojar la tela en agua fría y exprimir.
• Aplicar firmemente sobre el área afectada.
• Renovar cada 5 Minutos.

Contraindicado
• Diabetes
• Enfermedades de la piel
• Pacientes friolentos o que no toleran el frío.

**Compresas calientes.** – Lo mismo que la compresa fría pero con agua caliente. Sus efectos terapéuticos son también para dolores, pero debido a espasmos, no por congestión sanguínea o edematosa. Su propósito es estimular la función y desintoxicación de órganos internos, calentar los tejidos y relajar músculos. Una variedad de empleo consiste en aplicarla a temperatura de ambiente y por mucho tiempo. Esto provoca que el cuerpo movilice sangre al área. Indicado en bronquitis crónica, faringitis  y laringitis.

Procedimiento:
• Mojar y exprimir el paño en agua caliente
• Aplicar la compresa rápidamente sobre la parte a tratarse
• Dejar la compresa por alrededor de media hora o más.

**Baño neutral.** – Se refiere a la inmersión del cuerpo en una bañera a temperatura neutral (94°–98°F o 34.4°–36.6°C). Recomendable para insomnio, irritación o debilidad nerviosa, ansiedad, y neuritis múltiple.

Procedimiento
• Llenar la bañera con agua a temperatura neutral.
• Mantenerse de 15 a 20 minutos sumergido hasta el cuello. De ser necesario añadir agua caliente las veces que sea necesario para mantener la temperatura alta.
• Al salir, secarse rápidamente sin frotarse, y luego vestirse.

**Baño de pies caliente.** – Uno de los más conocidos tratamientos de agua. Utilizados para aliviar dolores de cabeza, congestión en el pecho, calentar el cuerpo, detener sangramientos nasales, y contra el catarro común.

Procedimiento
• Preparar envase con agua a una temperatura de 103° a 110° F. (39.4°–43.3°C), y colocarlo al pie de una silla.
• Cubrirse con frazada desde el cuello hasta los pies sentado en la silla de tratamiento.
• Colocar los pies dentro del cubo de agua (antes de meter los pies pruebe con la mano por si el agua está muy caliente.)
• Permanecer sentado con los pies en el agua de 10 a 30 minutos.
• Cuando acabe el tratamiento echar agua fría sobre los pies y secar.

Contraindicado
1. Pacientes diabéticos.
2. Enfermedades circulatorias periferales.
3. Cualquier condición en que la irritación de las extremidades estén afectadas.

**Baño sentado** (*sitz bath*). – Se define como un baño de inmersión, en el que el paciente se sienta en agua mientras tiene los pies en una bañera. Hay tres variantes: el frío, el caliente, y el frío y caliente. El primero es beneficioso para el estreñimiento, la inflamación crónica de la pelvis y la diarrea crónica; el segundo para dolores en la pelvis (ciática, neuralgia de los ovarios, testículos y vejiga urinaria), hemorroides, dificultades al orinar; el último tiene utilidad similar al baño caliente pero también alivia dolores en el recto y la próstata.

Procedimiento:
• Añadir agua en el cubo para sentarse hasta que cubra las caderas y el abdomen. El cubo de los pies debe cubrir hasta las pantorrillas.
• Para finalizar: echar agua fría sobre las caderas: secarse; y descansar de 10 a 20 minutos. Repetir 3 veces.

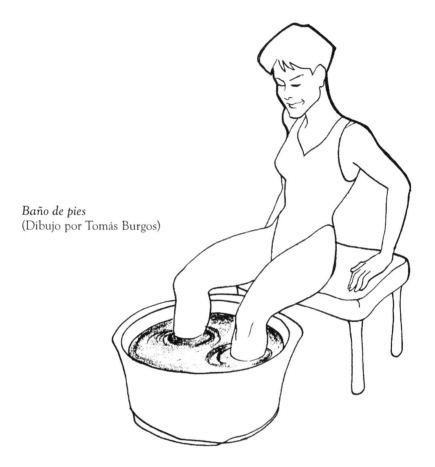

*Baño de pies*
(Dibujo por Tomás Burgos)

**Tratamiento de fiebre.** – Aumentar la temperatura de nuestro cuerpo con agua o cualquier otro agente (hierbas, instrumentos eléctricos, etc.) Fue un tratamiento muy utilizado en el pasado. Hipócrates decía: "Dénme una fiebre y lo curaré todo". Un baño termal es el ejemplo clásico de un tratamiento de fiebre.

Cuando subimos el calor de nuestro cuerpo estimulamos el sistema inmunológico para combatir más efectivamente las infecciones.

El objetivo del método utilizado es llevar la temperatura corporal a unos 102°–103° F (oral).

Este tratamiento está contraindicado en infecciones del sistema nervioso central y circulatorio, de hidratación, epilépticos, embarazo y debilidad.

**Lavativas.** – El uso del agua en forma de enemas o colónicos (lavados intestinales más profundos y prolongados que las enemas) para tratar enfermedades también se ha utilizado mucho por los seguidores del naturismo. Basados en la teoría de que un intestino grueso disfuncional o "intoxicado" será causante de muchas enfermedades, el naturópata recomendará los colónicos cuando lo estime necesario.

El uso exagerado o inapropiado de estos tratamientos puede causar alteraciones serias al intestino. Los colónicos están contraindicados en personas que sufren de hemorroides, diverticulitis, fisuras anales, problemas renales o cardíacos, colitis ulcerosa y/o enfermedad de Crohn's. Los lavados intestinales como medida preventiva para enfermedades crónicas, y para remover heces fecales del intestino definitivamente tiene su valor terapéutico, pero debe ser utilizado con cuidado.

Finalmente, los instrumentos eléctricos diatérmicos, sinusoidales, galvánicos, ultrasonidos, son utilizados por el médico naturopático, de acuerdo con la necesidad específica del paciente, para corregir problemas de circulación, musculares, o del esqueleto, que interrumpan la función normal del cuerpo.

# VII
# MEDICINA CHINA

*El tao produjo uno. El uno produjo el dos. El dos produjo el tres y el tres produjo las diez mil cosas. Las diez mil cosas cargan el yin y el yan, y otra vez de la mezcla de la qi éstas logran la armonía.*

Libro: Filosofía China

## 1. Una vieja historia china

Cuando se menciona la Medicina China lo primero que posiblemente se nos venga a la mente son esas "dolorosas" agujitas que se entierran en la piel (acupuntura).

Pero esa curiosa, y nada dolorosa, forma de curar es sólo una de las diversas terapias que posee la medicina tradicional china (MTC) para lograr restablecer nuestra salud. La alimentación, las hierbas, los ejercicios, son otras técnicas que, aplicadas de acuerdo con los principios taoístas, componen uno de los sistemas médicos más antiguos y completos del mundo.

Sobre los principios filosóficos que rigen la MTC, dice el libro clásico de Medicina Interna del Emperador Amarillo (NeiChing) escrito 2,697 años antes de Cristo:

En los viejos tiempos, aquellas personas que entendían el Tao (la forma de la naturaleza) se ubicaban entre el Yin y el Yang (las dos fuerzas fundamentales de la naturaleza) y podían vivir en armonía. Había moderación en el comer y el beber. Las horas de levantarse y acostarse eran regulares, no desordenadas e impetuosas. De esta manera los ancianos mantenían sus cuerpos unidos a sus almas, llenos de longevidad, llegando a los cien años antes de morir. [1]

Este extracto de la filosofía, tan parecida a la de la medicina naturopática, explica por qué ha sido adoptada como método terapéutico por la naturopatía moderna.

## 2. Filosofía del yin y el yang y la qi

El yin y el yang no son otra cosa que las dos fuerzas que dominan y balancean el universo; sobre éstas descansa la explicación de la salud y la enfermedad, de acuerdo con la medicina tradicional china.  Por ejemplo, el cielo y la tierra; el positivo y el negativo; el blanco y el negro.  Pero, más que dos identidades particulares, el yin y el yang deben mirarse como tendencias en movimiento que moldean el todo.

En términos médicos chinos, cada órgano o sistema de nuestro cuerpo se medirá entre dos fuerzas y dos medidores: la salud óptima y el pobre funcionamiento o enfermedad. El aspecto normal de todas las cosas es cuando las dos fuerzas están en balance perfecto: ni muy yin, ni muy yang.  El objetivo de cualquier tratamiento debe ser lograr el balance entre estas dos fuerzas.

La qi no es otra cosa que la energía vital dinámica y sutil que existe en todo, ya sea animal, vegetal o mineral. En Occidente, las ciencias biofísicas, químicas, y

*Símbolo de las fuerzas yin y yang. Los círculos pequeños en colores opuestos intentan ilustrar que dentro del yin se encuentra el yan, y viceversa. La curva en el centro indica que ambas fuerzas se entrelazan. Es por eso que el yin y el yang se crean y se transforman mutuamente.* (Dibujo por Tomás Burgos)

---

1. Hill Ann, *A Visual Encyclopedia of Unconventional Medicine*, Crown Publishers Inc., NewYork, N.Y., 1979, p. 13.

la electromagnética, reconocen que hay una energía intrínseca en las cosas, que les dan forma.

En el ser viviente, la qi, o energía vital, proviene de la herencia genética de nuestros padres, del aire que respiramos, y de la alimentación, según la MTC. Sus funciones son generar movimiento físico, proteger, calentar y transformar las substancias del cuerpo. En otras palabras, cuidar, mantener, y crear la vida en nuestro cuerpo. La deficiencia, el estancamiento, o la rebeldía de la qi se define y se traduce simplemente en enfermedad. La desaparición de esta energía significa la muerte.

Por otro lado también, la anatomía de nuestro cuerpo se conceptualiza de forma particular y basándose en preceptos orientales. En Occidente estamos acostumbrados a la anatomía estructural y física. El médico chino estudia, investiga y aplica su anatomía de manera funcional y no tanto estructural. Para él, un hígado va más allá que el órgano localizado en la cavidad abdominal superior derecha. Es la relación que éste tendrá con el resto del cuerpo, y su función desde la perspectiva china, (el movimiento de la qi a través del cuerpo, digestión, control de la secreción de bilis, y la armonización de las emociones). Para el médico o científico occidental muchas de estas interpretaciones son confusas y hasta absurdas, si se examinan con los instrumentos y la forma racional de entender el cuerpo humano, pero debemos recordar que este sistema chino no es nuevo, y el estudio, análisis y evaluación, aunque parezca absurdo, lleva muchos años de experimentación y comprobación con excelentes resultados. La medicina tradicional clínica reconoce doce de estos órganos o sistemas: el corazón, pulmones, bazo, hígado, riñones, vesícula biliar, estómago, intestino delgado, intestino grueso, vejiga, y el triple calentador. Como decíamos, las percepciones de las dos medicinas son diferentes, por lo que notamos en la China la inclusión de la vesícula biliar y los intestinos, como órganos, clasificación inexistente en la medicina convencional.

Pero esta visión "extraña" para Occidente no queda ahí. Tomemos ahora los meridianos. Canales o caminos a través de los cuales se mueve uno de los elementos más importantes del organismo, la qi. Según la MTC, los órganos descritos arriba se nutren no sólo de sangre y oxígeno, sino de qi. Y es a través de estos meridianos que esta energía afectará la salud de determinado órgano. Cada órgano tiene un equivalente de meridiano; o sea, el meridiano corazón corresponde al órgano corazón, y cualquier problema con ese meridiano afectará la función de ese órgano.

El flujo de la energía, el trabajo de los órganos y los meridianos, estarán influenciados por el medio ambiente (viento, frío, calor, sequedad, humedad), la dieta, las emociones (alegría, tristeza, rencor, etc.) y la actividad sexual. En otras palabras, estos factores serán la causa o precipitadores de la enfermedad. [2]

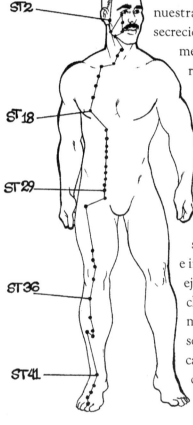

A través de la observación detenida de nuestra apariencia: color de la cara, lengua, secreciones, y excreciones; olor del cuerpo; el metal de voz; el historial médico (la perspiración, sensaciones, sed, apetito, gusto de comida, sueño) y el examen del pulso se determinará las causas de las enfermedades del paciente: en esto se basa el diagnóstico chino.

De toda esta evaluación, hay dos muy importantes y particulares a la vez: el examen de la lengua y el pulso. Ambos brindan información valiosa sobre la qi, los órganos, sus deficiencias e influencias. Son particulares porque, por ejemplo, el pulso palpado por el médico chino tiene 20 elementos de información, mientras que para el médico convencional sólo brinda información de las pulsaciones cardíacas, su ritmo y existencia. La lengua, de acuerdo con su color, movimiento, grietas, textura, ambiente, etc., también refleja el estado de los órganos y la energía vital.

*Canales y puntos de energía en nuestro cuerpo.* (Dibujo por Tomás Burgos)

Al final de la evaluación viene lo

2. Kaptchunk, Ted J., *The Web That Has No Weaver, Understanding Chinese Medicine*, Congdon a Weed, Inc. New York, N.Y, 1983.

interesante, porque se puede acabar con un diagnóstico como: fuego en el hígado, riñón deficiente de yin, mucosidad fría en el corazón, etc. Después de estar acostumbrado a diagnósticos Occidentales como diabetes e hipertensión, esto puede generar cierta confusión, pero no hay que preocuparse; esta Medicina China tiene miles de años de experimentación, y una gran cantidad de la población mundial depende de estos conceptos para curarse. Si se está acostumbrado a los instrumentos sofisticados y tecnológicos para determinar el estado de salud, tampoco hay que preocuparse; el uso de medidores eléctricos, dirigidos por programas computarizados, ya está siendo aplicado para determinar los desequilibrios del organismo: y a lo chino.

### 3. Tratamiento del médico chino

La estimulación de cualquier punto meridiano o reflejo –especialmente con agujas de acupuntura– es la forma de tratamiento chino más conocida en esta parte del mundo. Este curioso método de curar tiene como propósito normalizar y armonizar el flujo de la qi. Como sabemos, los meridianos son reflejo de los "órganos" y sus funciones; el estimular los puntos o meridianos afecta el "órgano" y su función, según lo describe la Medicina China.  Para estimular los meridianos no sólo se utilizan agujas, sino electricidad, calor, rayos láser, y hasta la presión de nuestros dedos (acupresión – ver ilustración en página 112). Todas estas variedades son muy efectivas y su aplicación dependerá del practicante y la condición del paciente.

En caso de problemas agudos como dolores de cabeza, náuseas, mareos y artritis, los resultados son admirables, por su efectividad, rapidez y seguridad. En una ocasión observé cómo un paciente con tortícolis aguda logró recuperar el 85% del movimiento de su cuello, en 15 minutos, luego de un tratamiento.

El uso de diferentes instrumentos electrónicos para aplicar tratamientos y diagnosticar desbalances de los meridianos ha tomado auge en los últimos años. La tecnología moderna aplicada apropiadamente puede hacer los tratamientos tradicionales más precisos y efectivos. Combinar los instru-

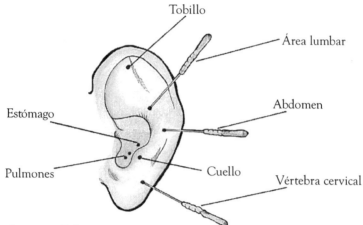

Tobillo

Área lumbar

Estómago

Abdomen

Pulmones

Cuello

Vértebra cervical

*Auriculoterapia* (Dibujo por Tomás Burgos)

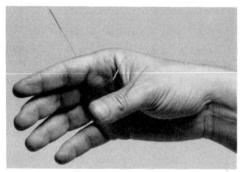

*Acupuntura* (Foto por Miguel Maldonado)

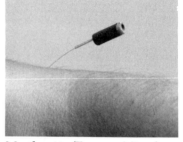

*Moxibustión* (Foto por Miguel Maldonado)

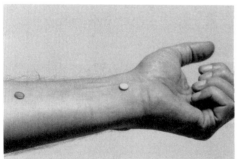

*Magnetos* (Foto por Miguel Maldonado)

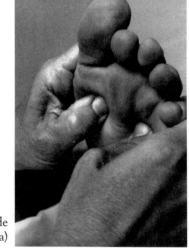

*Acupresión* (Foto cortesía de El Nuevo Día)

mentos modernos con la sabiduría antigua para nada conflige con la efectividad y pureza del método.

Dentro de la variedad de terapias que posee el médico tradicional chino, la más practicada y amplia es la de las plantas medicinales. En la China los textos de herbología médica son numerosos y extensos. Por ejemplo, la más reciente farmacopea contiene alrededor de 5,767 registros de plantas. En Occidente, poco a poco, los investigadores se han ido interesando por alguna de estas plantas: Gotu Kola, Astragalus, Reishi. [3]

La aplicación de las diferentes plantas y sus combinaciones irán también dirigidas a corregir desbalances de la qi, el yin, el yang y los órganos. La cantidad de revistas científicas que citan estudios sobre las hierbas medicinales chinas es también extensa y éstas se han popularizado en los últimos años. [4]

La recomendación de alimentos para el tratamiento de las enfermedades tenía que, por supuesto, estar contemplada en la medicina tradicional china, pues ésta también es una medicina integrada. Como los principios filosóficos de este sistema clasifica todo dentro del concepto de yin y yang, y su aplicación a todos los componentes del universo, no podía faltar el efecto de los alimentos sobre la fuerza vital y sus funciones. Todo alimento será clasificado por su energía (frío, tibio, caliente, etc.), sabor (pungente, salado, amargo), y acciones orgánicas (efectos sobre los "órganos" chinos), básicamente. De acuerdo con los efectos de determinado comestible se hará la prescripción o recomendación para balancear la qi. Ejemplo: el hígado y el ajonjolí se usan para tonificar el hígado; el café y el trigo para lograr el mismo efecto sobre el corazón.[5]

Y, finalmente, no podía faltar el ejercicio como terapia y prevención.

---

3. Jung, E., Mrowietz, C., et al, Effect of Blood and Peripheral Micro Circulation in Volunteers, *Arztheim–Forsch Drug Res* 40(5): 589–593, 1990.

Zchang, Z. L., Wen Q a Liu Cx, Hepatoprotective Effects of Astragalus Roof, *J. Ethnopharmacol* 30: 145–49, 1990.

Shoichin Nakashima, Yujio Umeda and Taira Kanada, Effect of Polysaccharides from Ganoderma Applanatum on Immune Responses. I. Enhancing Effect on the Induction of Delayed Hypersensitivity in Mice, *Microbiology and Immunology* (1979); 23 (6): 501–513.

4. Leung Albert, Chinese Medicinals, *Herbal Gram*, Summer 1990, No. 23, pág. 30.

5. Lu Henry C., *Chinese System of Food Cures, Prevention and Remedies*, Sterling Publishing Co., Inc., NewYork, N.Y., 1986.

Derivados de la misma filosofía que explica la vida, la enfermedad y la aplicación de elementos terapéuticos, se encuentran los ejercicios Qi Gong y el Tai Chi. El Qi Gong es uno de los más antiguos (1766 A.C.) métodos de sanación física, mental y emocional, practicados en la China, y creados para calmar, mover y estimular la qi de nuestro cuerpo; o como diría tal vez un científico occidental: activar, refinar, y mover nuestro campo bioelectromagnético. Esta disciplina combina los movimientos físicos armoniosos, la concentración mental, el sonido, la imaginación, y el control de la respiración con el propósito de mantener la salud y combatir la enfermedad.

Últimamente el Qi Gong ha ganado reconocimiento debido a la investigación de esta práctica como tratamiento contra infecciones y heridas, aumento de la capacidad inmunológica en pacientes con cáncer, contra la artritis, y la estabilización de condiciones mentales, etc. [6] La práctica y los movimientos físicos del Qi Gong y el Tai Chi son muy parecidos (ver páginas 91 y 92) para explicación e ilustraciones del Tai Chi).

## 4. Occidente observa, acepta e investiga

Después de la nutrición clínica, de todas las alternativas terapéuticas de la Medicina Natural, la más aceptada por la medicina alopática, es la Medicina China. En el 1972, cuando el Presidente Richard Nixon visitó la China, los reporteros quedaron fascinados con muchas cosas de esta nación, incluyendo el control del dolor durante cirugías mediante agujas en el cuerpo (el uso de la acupuntura como anestésico). Al traer reportajes a los Estados Unidos sobre dicho método, varios grupos de investigadores y médicos se dirigieron hacia China para aprender y estudiar la acupuntura médica. Por eso hoy día muchos estados en los Estados Unidos permiten y regulan la práctica de la acupuntura por parte de los médicos alópatas, luego de que éstos tomen varios cursos y seminarios de adiestramiento. También se reglamenta la profesión del doctor en Medicina Oriental;

---

6. Walker Morton, The Healing Powers of Qi Gong (Chi Kung) Part 1, *Townsend Letter for Doctors*, Jan. 1994, # 126, p. 24-28.

profesionales que practican la medicina tradicional china en todas sus formas pero, por lo general, no son médicos alópatas. Éstos van a escuelas especializadas y acreditadas para otorgar grados en Medicina Oriental China. El médico naturopático se especializa en MTC cuando toma cursos extras y avanzados, luego de su doctorado.

### Informe del Instituto Nacional de Salud sobre la Acupuntura (1997)

La acupuntura ha demostrado resultados prometedores y efectivos en dolores post-operatorios, náuseas por quimoterapia, y dolor post-dental. En otras condiciones, como adicciones, rehabilitación neurológica, dolor de cabeza, dolores menstruales, tendinitis del codo, fibromialgia miofacial, osteoartritis, dolor de espalda baja, síndrome del tunel carpal y asma puede ser utilizada como tratamiento adjunto y alternativo.

Entre los chinos, los resultados de la investigación de los mecanismos y efectos de la MTC para tratar distintas enfermedades han sido comprobados y publicados extensamente en diferentes revistas y textos. A Occidente todavía no se le ha hecho fácil, porque no se han asignado grandes recursos para la investigación, y porque todavía muchos investigadores pretenden con instrumentos analíticos y visión occidental evaluar teorías del otro hemisferio. Aunque ciertos avances se han logrado, como el descubrir las substancias mediadoras en el efecto analgésico y anestésico de la acupuntura; y reconocer que entre los meridianos y sus puntos, existen resistencias eléctricas, diferentes a las de otros puntos de nuestro cuerpo. [7]

También, últimamente, han aparecido en revistas médicas occidentales estudios clínicos que demuestran el beneficio de la acupuntura, la acupresión y las hierbas medicinales. [8] Ciertas agencias gubernamentales han

---

7. Pizzorno J. E., and Murray M. A., *A Textbook of Natural Medicine*, John Bastyr College Publications, Seattle, WA, 1988, p. lll: Sci Acu 1-8.

Gerber Richard, *Vibrational Medicine: New Choices for Healing Ourselves*, Bear and Company, Santa Fe, NM, 1988, p. 178.

8. Philp T., et al, Acupunture in the Treatment of Baddler Instability, *Br. J. Urol.* 1988; 61:490-493

Anonymous, Band Said to Ease Morning Sickness, *Med. Tribune*, December 24, 1992, p. 4.

Sheehan, M. P., et al, Efficacy of Traditional Chinese Herbal Therapy in Adult Dermatitis, *The Lancet*, July 4, 1992; 340:13-17

adoptado programas con tratamientos chinos tradicionales, como el caso de la acupuntura contra la adicción, adoptado por el Gobierno de Puerto Rico, en un programa piloto en el 1988. [9]

---

9. Acupunture Said Effective in Treating Crack Addicts, *The San Juan Star,* Thursday,  October 6, 1988. pág. 17.

# VIII
# ENFERMEDADES

## 1. Alergia nasal

Una de las "grandes favoritas" entre los pacientes que buscan alternativas de salud es la alergia nasal (sólo discutiré aquí básicamente lo que se conoce médicamente como rinitis alérgica, o fiebre de heno, porque, por lo general, el público le llama alergia nasal a todo lo que signifique secreción o congestión nasal).

Se define la rinitis alérgica como una reacción hipersensible de nuestro cuerpo, caracterizada por estornudos, secreciones y congestión nasal, picor en la nariz, y en ocasiones faringitis. En muchas ocasiones estos síntomas están relacionados con diferentes estaciones del año: primavera, verano y otoño; pero también pueden ser perennes. Se la confunde frecuentemente con la sinusitis porque los síntomas son muy similares, si acaso, varían en cuanto a la mucosidad purulenta, un dolor de cabeza intenso, o fiebre.

Decía de la alergia nasal que es una gran favorita del público porque han sido tantos y tantos los casos que he visto de esta condición... Por ser ésta una de las enfermedades crónicas más comunes, y por responder tan bien a los tratamientos naturales, los consultorios naturopáticos están repletos de estos pacientes.

Y es increíble lo que la medicina natural logra con estas personas: casos de 20 y 25 años viviendo con tan insoportables molestias pueden ser resueltos con tan sólo varias semanas de tratamiento, sin somnolencia (efecto secundario provocado por los antihistamínicos convencionales), y sin causar dependencia a medicamentos, simplemente corrigiendo el desbalance o la incapacidad del cuerpo para lidiar con substancias alérgenas.

### a. Urtica dioica.

La ortiga mayor, como mejor se la conoce a la Urtica dioica, fue examinada en el Colegio Nacional de Medicina Naturopática con el propósito de determinar su uso medicinal contra la rinitis alérgica. Ya su

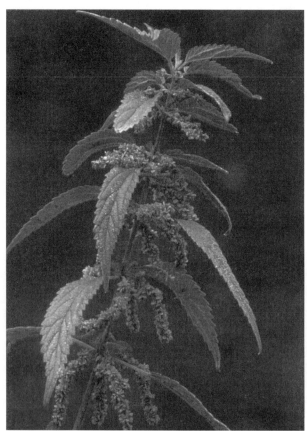

*El Colegio Nacional de Medicina Naturopática en Portland Oregon, realizó estudios clínicos que comprobaron la eficacia de la ortiga para el tratamiento de la "fiebre de heno".* (Foto por Steven Foster)

beneficio contra la rinitis se conocía desde hace 30 años, pero mayormente en un plano farmacológico y no clínico.

Cuando los grupos investigados (uno medicado con ortiga y el otro no) describieron sus síntomas en un diario, se encontró que el 58% de los pacientes que tomaron la ortiga mejoraron; de los que tomaron placebo sólo el 37% recibió alivio. Cuando entrevistaron a las personas que tomaron la ortiga éstas dijeron que el efecto positivo de esta planta fue similar al sentido cuando ingerían otros antialérgicos convencionales. [1]

### b. Ephedra sinica

Los chinos vienen utilizando la efedra para el catarro común, el asma, la fiebre de heno (hay fever) y la bronquitis por alrededor de 2,800 años antes de Cristo. [2]

Actualmente es una de las hierbas medicinales más populares para el tratamiento de la alergia nasal, entre los naturistas.  Pero si la persona tiene que tomar la efedra por mucho tiempo, debe hacerlo con otros suplementos para nutrir las glándulas adrenales, ya que podría causar debilidad en dichas glándulas. [3] De hecho, la Agencia Federal de Drogas y Alimentos también le señala otras contraindicaciones.

### c. Flavonoides

En los últimos años, unas "nuevas" substancias derivadas de plantas se han estado popularizando para combatir diferentes condiciones y, en especial, las alergias. Los flavonoides, pigmentos responsables del color de las frutas, flores y otras partes de la planta, tienen potentes propiedades

1. Mittman Paul, Randomized, Double-Blind Study of FreezeDried Urtica Dioca in the Treatment of Allergic Rhinitis, *Planta Médica*, 56, 1990, pp 44-47.

2. Murray Michael, *The Healing Power of Herbs*, Prima Publishing Rocklin, CA 95677, 1991.  p. 142.

3. *Op. cit.* p. 143.

para inhibir la formación y secreción de substancias inflamatorias y alérgicas. [4] Aunque se identifican alrededor de 600 a 800 diferentes flavonoides, hay una, la quercitina, que está siendo utilizada exitosamente contra las reacciones alérgicas.

Nuestra dieta contiene muchos alimentos ricos en quercitina: la cebolla, el espárrago, la manzana y la pera son tan sólo algunos ejemplos. El eucalipto y el fenugreco son plantas medicinales con alto contenido de flavonoides.

### d. Vitamina C

El uso de la vitamina C para disminuir los síntomas alérgicos está muy bien recomendado, y así lo afirman varios experimentos de laboratorio. [5] Se sabe que la vitamina C puede disminuir los niveles de histamina –la substancia culpable de producir hinchazón, irritación y secreciones nasales– lo cual es uno de los objetivos principales de cualquier tratamiento. Se recomienda tomar la vitamina antes de un ataque agudo de alergia, ya que no funciona muy bien en medio de una crisis.

### e. Calcio

Recientemente se encontró que un gramo de calcio al día puede reducir significativamente la hinchazón de la mucosa nasal en pacientes alérgicos al polen de la grama. [6] Aunque posiblemente éste sea el primer estudio clínico que demuestra el efecto positivo del calcio sobre esta enfermedad,

4. Middleton E., and Orzewiek C., Flavonoid Inhibition of Human Basophil Histamine Release Stimulated by Various Agents, *Biochem Pharmacol*, 33:3333-8, 1984.

5. Johnston Carol, et al, Antihistamine Effects and Complications of Supplemental Vitamin C, *Journal of the American Dietetic Association*, August 1992; 92 (8): 988-9S9.

Johnston Carol, et al., Antihistamine Effect of Supplemental Ascorbic Acid and Neutrophil Chemotaxis, *Journal of the American College of Nutrition*, 1992, 11 (2): 171-176.

6. Bachert C., et al, Influence of Oral Calcium Medication on Nasal Resistance in the Nasal Allergen Provocation Test, *J. Allergy Clin. Immunol.* 1993; 91: 599-604.

los alemanes lo habían estado utilizando con similar propósito hace mucho tiempo.  Los investigadores creen que el efecto del calcio es como el de otros antialérgicos naturales, estabilizar las células segregadoras de histamina.

### f. Alergias a comidas

Un aspecto no relacionado con los alérgenos del ambiente y que puede producir rinitis alérgica son los alimentos.[7]  El hacer una dieta de eliminación o dieta hipoalergénica para determinar  cuál alimento en nuestro cuerpo es intolerable es casi mandatorio en pacientes con alergias nasales. Esta dieta hipoalergénica comprende la eliminación de alimentos que comúnmente producen reacciones alérgicas (leche, huevo, trigo, maíz, chocolate, etc.) por determinado tiempo, luego se van reintroduciendo uno a uno los alimentos eliminados. Si al comenzar a ingerir otra vez dichos alimentos, vuelven a aparecer los síntomas, la persona puede estar sufriendo de alergias a comida. Por lo general, cada persona reacciona de manera diferente a diferentes alimentos, por lo que debemos estar bien atentos a los síntomas desarrollados al experimentar con una dieta hipoalergénica. En ocasiones los síntomas también vienen entremezclados y no podemos relacionarlos directamente con alguna condición o enfermedad.

### g. Hipertermia

La aplicación de aire húmedo caliente (110° F ó 43°C) por 30 minutos, cada dos horas, en pacientes con fiebre de heno, redujo los síntomas en un 78% de los casos, en tan sólo una semana de tratamiento.  Luego de

7. Ogle K. A., and Bullocks J. D., Children with Allergic Rhinnitis and/or Bronchial Asthma Treated with Elimination Diet: a Five-year Follow-up, *Ann Allergy*, 1980, **44** pp 273–8.

un mes, todavía el 68% estaba libre de síntomas. Estos fueron los resultados obtenidos en 95 pacientes, con un largo historial de fiebre de heno, y publicados por la Academia Nacional de las Ciencias en los Estados Unidos en el 1982. [8]

Este antiguo remedio, utilizado muchas veces como remedio casero, ha revalidado con este estudio su utilidad para aliviar los síntomas de la rinitis. Pero sus beneficios pueden ir mas allá, ya que puede ser autoaplicado; no tiene efectos secundarios; y es muy económico.

### h. Homeopatía

En el 1986, un estudio que demostraba la eficacia de la Homeopatía en el tratamiento de la "fiebre de heno" provocó muchísima alegría entre los homeópatas, porque, por primera vez en mucho tiempo, una revista médica convencional como *Lancet*, publicaba un artículo positivo sobre la Homeopatía. [9]

Los remedios preparados con doce diferentes pólenes de grama produjeron una mejoría seis veces más fuerte que aquellos preparados con placebo. Aunque se permitió utilizar medicamentos antihistamínicos convencionales en caso de que fueran necesarios, los pacientes que utilizaron el homeopático fueron los que menos requirieron dichas medicinas.

Estos resultados corroboraron el efecto de otras experimentaciones, donde se observó que las preparaciones homeopáticas pueden estabilizar ciertas reacciones alérgicas. [10]

8. *Proceedings of the National Academy of Science USA* 79: 4766–4769, August 1982.

9. Reilly Taylor David, et al, Is Homeopathy a Placebo Response: Controlled Trial of Homeopathic Potency, with Pollen in Hay Fever as Model, *Lancet*, October 18, 1986, pp. 881–886.

10. E. Davenas, et al, Human Basophil Degranulation Triggered by Very Dilute Antiserum Against IgE, *Nature* 33, June 30, 1988, 816–818.

## 2. Artritis

Un día de éstos nos levantaremos en la mañana y sentiremos dolor en alguna de las coyunturas (manos, codos, hombros, caderas, rodillas o tobillos) rigidez, cansancio y sensación de hinchazón en las extremidades. Posiblemente pensaremos: nos estamos poniendo viejos... ya están pasando los tiempos del baile, de practicar deportes, y alguna otra actividad "juvenil". El más trágico pensará en el retiro a temprana edad o que le espera la invalidez. Ese día nos llegará a muchos, y aunque no necesariamente signifique nada de lo mencionado anteriormente, no nos extrañemos si tenemos algún tipo de artritis, porque según las estadísticas epidemiológicas, el 31% de la población americana luego de los 40 años sufrirá de alguna artritis, ya sea reumática u osteoartritis (las otras dos psoriática e infecciosa –son muy raras y por lo tanto no las discutiré en este libro).

¡Cuidado!, antes de que continúe este tétrico día, donde el dolor de las coyunturas le puso a pensar profundamente sobre la vida, y decida beberse dos antinflamatorios para el dolor, deténgase. Si bien es cierto que la ciencia médica todavía no sabe con certeza la causa de la artritis, hay cuatro hipótesis que tratan de explicar el fenómeno y una de ellas no le recomienda el uso de antinflamatorios no esteroidales (AINE). Las cuatro causas más aceptadas se consideran: 1) factores genéticos; 2) complejos inmunológicos y anticuerpos anormales; 3) bacterias; 4) permeabilidad del intestino. Esta última tiene mucho respaldo científico –y es la que no favorece el uso de AINE, porque pueden agravar esa permeabilidad del intestino en pacientes con artritis. [11]

Tampoco se apure por esto. La medicina natural a lo largo de los años ha desarrollado armas sencillas sin efectos secundarios y económicas para detener, retrasar, o aliviar el proceso degenerativo de las coyunturas y de nuestro cuerpo.

---

11. Pizzorno J. E., and Murray M. A., A Textbook of Natural Medicine, John Bastyr College Publications, Seattle, Wa., 1988, p. V, RA-1-2.

## a. Boraja, Primula, Oliva

El uso de aceites esenciales (gammalinolénico y omega 6) para el tratamiento de inflamaciones como la artritis reumática y la eczema se ha estado investigando y considerando en los últimos años como remedios efectivos contra la artritis.

El aceite de oliva demostró en dos estudios ser capaz de disminuir el desarrollo y la severidad de síntomas artríticos. En el primero, la *Revista Escandinava de Reumatología* reportó que el aumentar el consumo de aceite de oliva por lo menos dos veces en semana fue suficiente para aliviar la rigidez y el dolorimiento de las coyunturas. [12] Por otro lado, la

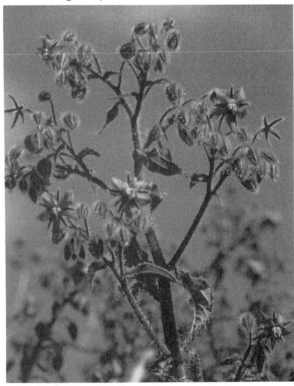

*Borraga, planta medicinal utilizada contra la artritis.* (Foto por Steven Foster)

12. Scandinavian Journal of Rheumatology, 20, 1991: 419-26.

*Revista Británica de Reumatología* notó la mejoría de ciertos pacientes que usaron aceite de oliva o aceite de primula, también. [13]

El aceite de boraja, rico en aceites gammalinoieicos y omega 6, también redujo el dolor de coyunturas, y la hinchazón en dos diferentes estudios. [14] La dosis de aceite de boraja generalmente utilizada es de 1.4 a 4.0 gramos al día; esto dependerá del paciente y la condición.

La persona que utilice los aceites esenciales como alternativa medicinal a los esteroides o analgésicos convencionales tiene que tener paciencia porque el notar los efectos puede tomar de tres a seis meses.

### b. Jengibre

Una planta usada en diferentes países para el tratamiento de la artritis reumática, la osteoartritis, y las molestias musculares es el jengibre. Hay estudios en que los pacientes reportaron hasta un 75% de mejoría en los dolorimientos e hinchazones de su cuerpo, con tan sólo tomar de media a una cucharada del polvo de jengibre al día (aproximadamente 1.2 gramos). [15]   Importante por demás también es que nadie se quejó de efectos secundarios o adversos al tomar el jengibre en esa dosis.

### c. Ají

El uso de hierbas rubefacientes (causan enrojecimiento, calor, aumento en la circulación y anestesia superficialmente) sobre las coyunturas ado-

13. Brzeski M., et al, Evening Primrose Oil in Patients with Rheumatoid Arthritis and Side Effects of NonSteroidal Antinflamatory Drugs, British Journal of Rheumatology, 1991; 30: 370-372.

14. Levanthal L. J., et al, Treatment of Rheumatoid Arthritis with Gamma Linoleic Acid, Annals Int. Med. 119: 867-73, 1993.

Pullman Mooar S., Laposata D., et al, Alteration of the Cellular Fatty Acid Profile and the Production of Eicosanoid In Human Monocytes by Gamma-Linolenic Acid, Artritis and Rheumatism, Oct., 1990; 33 (10): 1526-1532.

15. Srivastava K. C., and Mustafa T., Ginger (Zinziber officinale) in Rheumatism and Musculoskeletal Disorders, Medical Hypotheses, 39: 342-8, 1992.

Srivastava K. C., Mustafa T., Ginger (Zinziber officinale) and Rheumatic Disorders, Med. Hypotheses 1989; 29: 25-28.

loridas ha sido un remedio casero muy popular para la artritis. Por ello no es raro encontrar en casa de las abuelas botellas de alcoholado con hojas de los rubefacientes más conocidos adentro: malagueta, alcanfor y menta.

Un rubefaciente no tan popular entre las abuelitas, pero sí muy de moda entre los investigadores por sus excelentes propiedades analgésicas y antinflamatorias es el ají, o cayenne. En la Universidad de Western Reserve de Cleveland los efectos positivos de una crema que contenía ají sobre las coyunturas de los pacientes con artritis reumática y osteoartritis fueron comprobados. Luego de dos semanas de aplicarse la crema cuatro veces al día, ochenta por ciento de los pacientes reclamaron mejoría. [16] Se sabe que el ají contiene una substancia llamada capsaicina, capaz de disminuir sustancias químicas envueltas en la transmisión de sensaciones de dolor a través del sistema nervioso. Otras investigaciones han encontrado efectos antinflamatorios de parte del ají, por lo que posiblemente convierta al ají en uno de los remedios antiartríticos naturales ideales. [17]

### d. Boswellia serrata

Una "nueva" planta medicinal que se escuchará mucho entre los naturistas como un fantástico remedio contra la artritis es la Boswellia, planta nativa de la India. Aunque muchos no se identifiquen con esta planta, porque es rara, la Boswellia despunta como una gran arma contra la artritis y ya se encuentra en muchas tiendas de salud. Estudios de la India, Alemania, y otros países, reportan que con pocas semanas de tomar la planta fue suficiente para que el 14% de los pacientes dijeran que tuvieron excelentes resultados, 44% obtuvo alivio, y muy poca mejoría el 30% restante. [18]

---

16. Deal C. L., Schnitzer T. J., et al, Treatment of Arthritis with Topical Capsaisin: A double blind trial, Clin. Ther., 1991 May–Jun; 13 (3): 383–95.

17. Partsch G., et al, Collagenase Synthesis of Rheumotoid Arthritis Synoviocytes: Dose Depent Stimuladon by Substance P and Capsaicin, Scan. J. Rheumatol 1991; 20 (2): 98–103.

18. Brown Donald J., Phytotherapy Review 2 Commentary, Townsend Letter for Doctors, No. 105, April 1992, p. 325.

J. Ethnopharmacol 91; 33 (1–2): 91–5.

### e. Aceite de pescado

El aceite de pescado también ha demostrado ser eficaz para el tratamiento de inflamaciones y la artritis reumática. La explicación de esto se
basa en el gran contenido de ácido pentaenoico (APE), una substancia
natural en el pescado que interfiere con las  inflamaciones del cuerpo
humano.

Aunque la gran mayoría de los estudios que comprueban su efectividad
se han hecho dando cápsulas del aceite a los pacientes, parece que el
consumir pescado de agua dulce una vez al día ayuda a prevenir y tratar la
enfermedad, según otros estudios clínicos.[19] Para aquel que desea
experimentar los beneficios de una dieta rica en pescado debe consumir
salmón, sardina y aceite de hígado de bacalao, estos son buenas fuentes
suplementarias del aceite de pescado.

### f. Alimentación

Observar los alimentos que producen alergias, eliminar las grasas de
la dieta, comer más frutas y vegetales, en vez de carnes, debe ser la dieta
común del artrítico ya que diversas investigaciones clínicas epidemiológicas
y bioquímicas han demostrado que estos alimentos pueden agravar la
artritis crónica. [20]

Un investigador de la Universidad de Rutgers encontró que 87% de
los pacientes con artritis pueden mejorar al eliminar ciertos alimentos

19. Kremer J., Lawrence D., et al, Dietary Fish Oil and Olive Oil Supplementation
in Patients with Rheumatoid Arthritis, and Rheumatoid Arthritis, Arthritis and Rheumatism, June 1990; 33 (6): 810–820.

Tempel H., Tulleken J., et al, Effect of Fish Oil Supplementation In Rheumatoid
Arthritis, Annals of Rheumatiode Diseases, 1990; 49: 76–80. James M., Cleland L.,
Dietary n–3 Fatty Acids and Therapy for Rheumatoid Arthritis, Seminars in Arthritis
and Rheumatism, 1997; 27(2): 85–97.

20. Pizzorno J. E. and Murray, M. A., op. cit.

como la berenjena, el tomate, la papa, la pimienta y el tabaco. [21]

Dentro de la alimentación naturista hay una antigua práctica que ha resultado beneficiosa contra la artritis: el ayuno. Tanto los medidores clínicos de inflamaciones como los síntomas han disminuido significativamente luego de ayunar por 2 ó 3 días. [22] Los investigadores piensan que la relación entre el ayuno y la artritis proviene de la corrección del sistema inmunológico (se ha planteado que la artritis es una enfermedad producida por nuestro sistema inmune) y la reducción de ciertas proteínas y substancias del sistema digestivo que producen inflamación de las coyunturas.

### g. Aminoácidos

La fenilalanina (en inglés DLPA) es un aminoácido, entre cuyos efectos clínicos posee el de ayudar a controlar dolores crónicos como la artritis reumática y la osteoartritis, dolor de espalda baja (lumbago) y migrañas. [23] Se cree que el DLPA tiene la habilidad de controlar nuestro sistema interno de control del dolor, que está ubicado en el sistema nervioso central. Esto podría estar cooperando para que los niveles de tolerancia de dolor sean más altos para el paciente que toma la fenilalanina.

La histidina, otro aminoácido para combatir la artritis, ha sido llamada por los doctores Braverman, M. D. y Pfeiffer, M. D., Ph.D. "el aminoácido combatiente de la artritis". Según estos doctores, autores del libro *The Healing Nutrients Within*, la histidina está relacionada con incrementos o reducción de síntomas artríticos. [24] Una dosis entre 1 y 4 gramos de histidina al día parece ser suficiente para controlar la sintomatología de la artritis reumática. (Se recomienda al paciente evitar tomar whisky ya que éste disminuye los niveles de histidina en el cuerpo).

21. Arthritis/Rheumatism Newsletter, August 1979

22. Kroker, C. P., Straoud R. M., et al, Fasting and Rheumatoid Arthritis: A Multicenter Study, Clin Ecol, 2:137.44, 1984.

23. Bonica J., Lindblom U. and Iggo A (eds), Advances in Pain Research and Therapy, Vol. 5. Raven Press, New York, N.Y., 1983.

24. Gerber D. A.,Treatment of Rheumatoid Arthritis with Histidine, Arthritis and Rheumatism (abst.) 12:295, 1969.

Otros aminoácidos como la metionina, también han probado ser capaces de controlar los dolores de la osteoartritis de manera igual o superior a medicamentos convencionales como la Motrin, la Indocin y otros. [25]

### h. Cobre

Para los años setenta hubo una modalidad de utilizar brazaletes de cobre para la artritis, y parece ser que sí hay cierta relación entre esta sal mineral y la enfermedad, según varios estudios. [26] En una prueba realizada por los doctores Walker y Keats se descubrió que los pacientes que usaban brazaletes de cobre mejoraron más que aquellos que usaban brazaletes de aluminio. El efecto del cobre sobre el dolor y la inflamación de las coyunturas es desconocido hasta el momento, pero se espera que las autoridades médicas aumenten la investigación de este tratamiento. Sería interesante saber si el cobre internamente o tomado tendría semejantes efectos.

### i. Hidroterapia

El uso de las almohadas calientes, saunas, aguas termales, baños de parafina en pacientes artríticos es la forma clásica de aliviarse los pacientes de los dolores del reuma. Difícilmente alguien con dolores en las coyunturas o músculos no ha utilizado en algún momento de su vida estas modalidades para aliviarse. Pero no siempre el calor es el único bálsamo para el artrítico, porque las aplicaciones frías también parecen ser de gran ayuda, de acuerdo con la literatura y experiencias médicas y naturopáticas.

Un ejemplo de ello es el tratamiento de bolsas de hielo aplicadas por el

25. Di Padova C. S., Adenosylmethionine in the Treatment of Osteoarthritis, Review of the Clinical Studies, 83 (Supp. 5 A): 60-5, 1987.

26. Agents and Actions 6(4): 454-8 (1976).

Journal of the American Association, Sept. 2, 1974; 229 (10): 1268-69.

Dr. Peter Utsinger del Centro Médico Germantown en Filadelfia. El Dr. Utsinger recomendó bolsas de hielo y agua fría en la parte del frente y atrás de la rodilla, en 24 pacientes con artritis reumática (por 20 minutos, y cuatro veces al día). Luego de varias semanas los dolores se sintieron menos y aumentó significativamente el movimiento de las coyunturas y la fuerza muscular. [27]

Otro reporte en la revista médica *Lancet* señaló que baños alternados de agua fría y caliente tuvieron excelentes resultados para las inflamaciones y dolores musculares. El baño de agua caliente por seis minutos, y luego uno de un minuto, frío, puede reducir el dolor e inflamación de las coyunturas. [28]

## j. Ejercicio

La práctica de algún ejercicio suave, que no envuelva movimientos bruscos, como el caminar y el nadar, parecen estar bien indicados en artríticos, especialmente en los osteoartríticos. [29] Se ha descubierto que estos pacientes pueden aumentar la distancia al caminar y que sus dolores se aplacan hasta en un 27% más cuando se compara con los que prácticamente hacen muy poco trabajo físico o ejercicio. [30]

El caminar sin esforzarse mucho puede ser de gran ayuda contra la rigidez, dolor de coyunturas e inflamaciones de coyunturas y músculos reumatoideos; no sólo porque estos síntomas disminuirán, sino porque podemos eliminar toxinas de nuestro cuerpo, aumentar la circulación en áreas adoloridas y para bajar de peso. (No es lo mismo 200 libras sobre nuestras coyunturas, adoloridas e inflamadas, que 150...). Un estudio con pacientes de artritis poliarticular (en varias coyunturas) encontró que una rutina de 10 minutos de calentamiento, 15 minutos de actividad

27. Medical World News, August 3, 1981, page 24.

28. The Lancet, 2:1550, December 10, 1938.

29. Anonymous, Exercise Can Help Slow, Reverse Osteoarthritis, Geriatrics 1991; 46 (10:87).

30. Kovar Pamela A., et al, Supervised Fitness Walking in Patients with Osteoarthritis of the Knee, Annals of Internal Medicine, April, 1992, 116 (7): 529–534.

aeróbica (aumentada a 25 minutos luego de la tecera semana), 15 minutos de ejercicios de fortalecimiento y 10 minutos de estiramiento en las áreas donde más restringido estaba el movimiento, fue suficiente para aliviar significativamente su dolor, y mejorar la habilidad para caminar y la flexibilidad. [31]

## 3. Asma

El mero hecho de exponerse al polvo, olores, emociones fuertes, cambios de temperatura, o algún catarro común, podría provocarle al paciente asmático, o a su familia gran tensión, porque estarán esperando el comienzo del "apretón en el pecho", la tos seca, el silbido como un "gatito" en el pecho y la dificultad al respirar que anuncian el nuevo episodio de asma; por los próximos días la terapia respiratoria, los medicamentos que lo ponen nervioso e hiperactivo, la visita a sala de emergencia y tal vez la hospitalización será lo que les espera. Así vive alrededor del 5% de la población norteamericana, según estadísticas de los Centros para el Control y Prevención de Enfermedades de Estados Unidos.[32]

Lo triste del caso es que la gran mayoría de los asmáticos sufrirán de este episodio dos o tres veces al año, otros todos los días, y muy pocos en raras ocasiones. Las alternativas son volverse esclavos de la limpieza, tener el cuarto como una burbuja inmune, utilizar los medicamentos preventivamente o cuando los necesite, y por último, conformarse.

Pero los tiempos están cambiando y las personas buscan segundas opiniones; no aceptan la idea de conformarse.

¡Bien pensado! Si alguna enfermedad de éstas, llamadas "prácticamente imposibles de curar", tiene posibilidades de sanarse con la medicina natural, es el asma. Cuando comencé como estudiante en el Colegio Nacional de Medicina Naturopática en Portland, Oregon (EE.UU.), mi primer paciente fue un niño asmático de 2 años de edad. Esa fue mi primera

---

31. Nidecker A., Regular Exercise Helps Ease Kids Arthritis Pain, Family Practice News, June 1, 1997: 37.
32. Hostetler A. J., De Mal en Peor los Casos de Asma, *El Nuevo Día*, Viernes 6 de enero de 1995, p. 20.

experiencia clínica... Estaba tan preocupado como la madre del niño... Al cabo de horas, la preocupación había sido sustituida por sorpresa; el tratamiento mejoró al paciente rápidamente, y, al cabo de varios meses, su condición era historia. Los casos similares se repetían constantemente. Descubrí el poder curativo de la Medicina Natural...

### a. Allium Cepa (cebolla)

Remedios caseros muy populares en el Caribe son la miel de abeja, agua maravilla, ajo, cebolla y sábila, para el asma, la tos y la expectoración de flema en el pecho. Estos remedios caseros tienen una razón científica, máxime el uso de la cebolla que ha sido investigado por sus propiedades para el asma. [33]

Se cree que la cebolla inhibe ciertas substancias que producen inflamación en los bronquios. Por cierto, en animales de laboratorio se ha

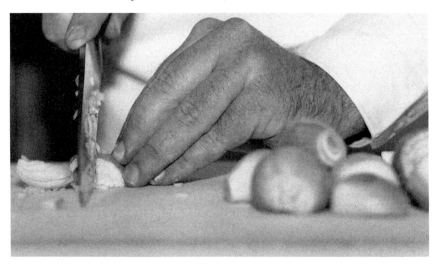

33. *International Archives of Allergy and Applied Immunology* 82:535-536, 1987.
Vander Lock J., Makheja A., Inhibition of Fatty Acid Oxygenases by Onion and Garlic Oils, Evidence for the Mechanism by Which These Oils Inhibit Platelet Aggregation; *Biochemical Pharmacology*, vol. 29, pp. 3169-3173.

encontrado que el extracto de cebolla reduce los ataques asmáticos. [34]

### b. Allium sativum (ajo)

Otro de los grandes favoritos de la medicina tradicional y primo hermano de la cebolla es el ajo. Muchos médicos lo utilizan a menudo con gran éxito en el tratamiento del asma. [35]   El efecto del ajo sobre los bronquios es igual que el de la cebolla. [36]  Aunque no hay estudios clínicos que relacionen directamente el ajo y su beneficio contra el asma, se especula que sería una "medicina ideal" por sus propiedades antinflamatorias, expectorantes y antibacteriales. [37]

### c. Ephedra sinica

Otro de los usos que los chinos le dan a la efedra es de antiasmática. Varios alcaloides encontrados en esta planta han probado ser excelentes broncodilatadores.[38] Su efectividad es tan buena que en 1927 la farmacología convencional aisló la substancia activa curativa y la sintetizó desde entonces. Le llamó efedrina y pseudofedrina. Actualmente en las tiendas de salud se encuentra la planta pura en forma de cápsula y también hay medicamentos farmacéuticos sobre el mostrador (over the counter) que

34. *Pediatric Research*, 19 (10) 1099, Oct. 1985.

Dorsch W., Adam O., Antiasthmatic Effects of Onion Extracts. Detection of Benzyl and Other Isothiocyanates, (mustard Oil) as Antiasmatic Compounds of Plant Origin, European *Journal of Pharmacology*, 107: 17-24, 1985. *European Journal of Pharmacology*, 107: 17-24, 1985.

Dorsch W., Weber J., Prevention of Allergen-Induced Bronchial Obstruction in Sensitized Guinea Pigs by Crude Alcoholic Onion Extract, *Agents and Actions*, 14 (5-6) 626-629, 1984.

35. Austin Phylis, Thrash Agatha, Trash Melvin, *Natural Remedies a Manual*, Yuchi Pines Institute, Seale, AL 36875, p. 12.

36. *Bioch Pharmacol*, 29, 3169-73.

37. Murray Michael, *The Healing Power of Herbs*, Prima Publishing Rocklin, CA 05677, 1991, p. 26.

38. Gilman A. G., Goodman A. S. and Gilman A., *The Pharmacologic Basis of Therapeutics*, MacMillan Publishing, New York, N.Y., 1980.

contienen estas substancias. (En el 1973 alrededor de 20 millones de recetas tenían alguno de estos componentes). [39]

Antes de usar la efedra de forma natural o sintética la evaluación médica es importante porque está contraindicada en pacientes con alta presión arterial, insomnio, ansiedad, hipertiroidismo, diabetes, y próstata agrandada.

### d. Alergias a comida

En la mayoría de las ocasiones, cuando el paciente asmático llega a la oficina del médico naturopático, ya ha visitado una gran cantidad de especialistas médicos, incluyendo al alergista. Luego de muchas pruebas para determinar el agente que causa el asma, la lista puede ser interminable, la dieta sumamente restringida, y los ataques de asma han disminuido muy poco. Aunque parezca una triste realidad, ésta es la situación de los pacientes cuando su asma está relacionada con los alimentos que ingieren. Los estudios indican que alimentos como la leche, el chocolate, el trigo, y las citrosas pueden precipitar ataques asmáticos. [40]

De acuerdo con un estudio publicado en la revista médica *Asma*, la ingestión de leche puede disminuir la capacidad respiratoria en personas que sufren de asma. El estudio evaluó la capacidad respiratoria de pacientes asmáticos y no asmáticos, luego de darle a tomar leche sin descremar, leche descremada y agua. Tres horas después de tomar la leche sin descremar, el grupo de pacientes asmáticos sufrió una disminución en la fluidez del aire al respirar. [41] Se cree que la grasa de esta leche es la causante del problema.

39. *Ibid.*

40. Bock. S. A., Food Relates Asthma and Basic Nutrition, *Journal of Asthma*, 1983, 20 pp. 377-81.

41. Haas E., et al, Effect of Milk Ingestion on Pulmonary Function in Healthy and Asthmatic Subjects, *Journal of Asthma* 1991; 28 (5):349-355.

### e. Aditivos en las comidas

En la sociedad moderna occidental el uso de substancias químicas en las comidas con el propósito de preservar, balancear y resaltar sabores o colores, es la norma en la industria del alimento, aunque recientemente la ciencia médica ha comprobado que esto es detrimental para la salud. La tartrazina (colorante anaranjado), y el benzoato y el sulfito (preservativos), son aditivos frecuentes en las comidas; a éstos se les ha señalado como precipitadores de ataques asmáticos en personas susceptibles. [42] Por ello se recomienda leer las etiquetas de productos enlatados cuidadosamente, y consumir los alimentos en su estado más natural posible. La plaza del mercado es una gran alternativa, allí puede encontrar alimentos menos contaminados o alterados.

### f. Proteína animal (carne)

Un estudio realizado en Suecia encontró que un 92% de los pacientes que cambiaron su dieta por una sin carne, leche, huevos, o cualquier producto animal, disminuyeron la frecuencia de sus ataques asmáticos. Antes de someterse al estudio estos pacientes habían sufrido de la enfermedad por alrededor de 12 años; tomaban alrededor de 4.5 medicamentos; y muchos utilizaban cortisona. Al final de la investigación muchos pacientes lograron eliminar completamente sus medicamentos y otros los redujeron en un 50%. [43] Otros estudios más recientes comprueban similares resultados en cuanto a esta relación carne, asma, medicamentos. [44]

---

42. Freedman, B. J., "A Diet Free From Additives in the Management of Allergic Disease', *Clin. Allergy*, 1977, 7, pp. 417–21.
43. Lindahl, O., Cindwall, L., Spengberg, A., et al, Vegan Diet Regimen with Reduced  Medication in the Treatment of Bronchial Asthma", *Journal of Asthma*, 1985, 22, pp. 45–55.
44. Lindahl, Olov, M.D., et al, Vegan Regimen with Reduced Medication in the Treatment of Bronchial Asthma, *Journal of Asthma*, 1985; 22(1): 44–55.

## g. Sal

En un interesante estudio de pacientes con asma suave o moderada, se encontró que la sal de mesa agravaría sus sintomas, después de estar en una dieta privada de sal. El comenzar a ingerir sal, luego de cinco semanas en pequeñas cantidades de sal, aumentó el consumo de bronco-dilatadores y disminuyó el flujo expiratorio de aire– una medida fisiológica para medir el intercambio de aire a través del sistema respiratorio. [45]

## h. Grasa

El consumo excesivo de alimentos con alto contenido de grasa puede agravar la condición asmática, ya que la función pulmonar disminuye, de acuerdo con un estudio aparecido en la *Revista de la Asociación Médica Americana*. Los resultados completos muestran que la función del pulmón puede reducirse por 48 horas, luego de consumir altas concentraciones de grasas. [46] Si a esto le sumamos el efecto positivo sobre los mecanismos inflamatorios que poseen las grasas, lo único que podemos aconsejar al paciente asmático es que elimine de su dieta este nutriente.

## i. Vitamina C

El uso efectivo de la vitamina C en pacientes asmáticos ha sido documentado en varios estudios clínicos. [47] Una de las posibles explicaciones para ello es que la vitamina C mejora la función pulmonar, según una investigación hecha en la Escuela de Medicina de Harvard entre 1971

45. Carey, O. J., Locke C., et al, Effect Of Alterations of Dietary Sodium on the Severity of Asthma in Men, *Thorax*,1993; 48: 714-718.

46. Dietary Fats Appear to Reduce Lung Function, *Journal of the American Medical Association*, January 1, 1973, 223: 1, 15-16.

47. Mohsenin V., Dubois A., Effect of Ascorbic Acid on Response to Methacholine Challenge in Asthmatic Subjects, *Amer. Review of Respiratory Disease*, 1983, 127 pp. 143-7.

y 1974, que incluyó a 2,500 adultos. [48] En un análisis de todos los estudios realizados desde 1973, se determinó que esta mejoría también puede deberse a los efectos antioxidantes de la vitamina C. [49] De hecho, la vitamina C ayuda a prevenir el asma en pacientes que sufren de la misma condición, pero cuando es precipitada por el ejercicio; se cree también que esta mejoría se debe a su acción antioxidante. [50]

Si desea aumentar los alimentos ricos en vitamina C en su dieta debe aumentar el consumo de acerola, guayaba, perejil y pimiento verde.

### j. Magnesio

El uso del magnesio como relajante muscular ha sido recomendado históricamente por el médico naturopático. Pero últimamente su importancia para el asma como relajante bronquial también ha sido comprobado. Inclusive, su utilidad en ataques agudos de asma –intravenosamente– ha sido confirmado en varios estudios. [51] Aunque ciertos alimentos (germen de trigo, almendras, melaza y levadura de cerveza) tienen niveles altos de magnesio, debe recomendarse en forma de suplemento para lograr algún efecto antiasmático.

### k. Hidroterapia

Otro remedio casero comúnmente aplicado para prevenir los broncoespasmos son los humidificadores, para mantener el ambiente del paciente

48. Schwartz J., Weiss S., Relationship Between Dietary Vitamin C Intake and Pulmonary Function in the First National Health and Nutrition Examination Surgery ( NHANES 1) " *American Journal of Clinical Nutrition*, 1994; 59:110-4.

49. Hatch G. E., Asthma Inhaled Oxidants, and Dietary Antioxidants, *American Journal of Clinical Nutrition*, 61 (suppl.): 625s–630s, 1995.

50. McKinney, M., Vitamin C Helps Reduce Asthma After Exercise, *Medical Tribune*, June 5, 1997;6.

51. Skobeloff E. M., Spivey W.H., Intravenous Magnesium Sulfate for the Treatment of Acute Asthma in the Emergency Department, *JAMA* 1989; 262:1210-1213.

no muy seco. Un reporte del Dr. Aiache en el hospital francés Sabourin, establece que el utilizar frecuentemente aguas minerales para bañarse puede reducir los síntomas de enfermedades alérgicas, incluyendo el asma. Aunque el autor concluye que el mecanismo de funcionamiento es desconocido hasta el momento, recomienda los baños como posible tratamiento complementario. [52]

### l. Tratamiento de fiebre

El aumentar la temperatura del cuerpo hasta 104°-105° F (40.5° C) por alrededor de 5 a 7 horas demostró que mejora la condición asmática y que sólo tomó dos tratamientos para ver los resultados. [53] Otro estudio encontró similar beneficio con el "tratamiento de fiebre", pero en éste, sólo tres horas con la temperatura del cuerpo elevada fueron suficientes para observar mejoría en los pacientes. [54]

### m. Meditación

En Nueva Delhi, India, el Dr. Jain tuvo a su cargo observar y evaluar 46 pacientes asmáticos sometidos a la práctica de ejercicios yoga por 90 minutos en la mañana, y una hora en las tardes. La función pulmonar, la capacidad de hacer ejercicio, y los síntomas asmáticos fueron mejorando significativamente según se iba aplicando el tratamiento. Estos pacientes pudieron reducir bastante sus medicamentos convencionales. [55]

Otro estudio más pequeño, obtuvo resultados similares con tan sólo hacer yoga dos veces al día. [56]

52. Aiache, J. M., Spa Treatments for Allergic Diseases, *Sem. Hosp. Pris.*, 1991; 67:26-27;1287-1290.

53. *University Hospital Bulletin*, July 1935, p.19.

54. *American Practitioner*, July 1948 p. 708.

55. *Journal of Asthma*, 1991; 84 (12):1475-1481.

56. Singh V., Wishiewski A., et al, Effect of Yoga Breathing Exercises (pranayama) on Airway Reactivity in Subjects with Asma, *The Lancet*, June 9, 1990; 335: 1381-1383.

Alguna práctica de meditación, relajación o yoga puede ser de gran ayuda para enfermedades respiratorias. Lo importante es hacerlos con guía y mesura, y más importante aún, no dejar abruptamente los medicamentos convencionales, ya que pueden ocurrir agravaciones peligrosas de los síntomas; cualquier tratamiento para un asmático en medicamentos convencionales debe ser aplicado bajo la supervisión del médico naturopático.

### n. Hipnoterapia y retroalimentación

La aplicación de estos métodos naturales han probado su gran valor contra el asma, de acuerdo con diferentes investigaciones. Las visitas al médico, las hospitalizaciones, la función pulmonar y la ansiedad fueron reducidas notablemente luego de los tratamientos. [57] La relación entre nuestras emociones y el asma ha sido documentada en varios estudios, el último de los cuales encontró que los niños más predispuestos a morir de un ataque de asma fueron aquellos que habían sufrido traumas emocionales significantes.[58] El 80% de los niños que murieron, según este estudio, tenían cierto sentido de desesperanza.

### o. Ejercicios

Asma inducida por el ejercicio es el nombre que se da a la condición asmática cuando el esfuerzo físico fuerte produce un espasmo bronquial. Pero eso es para el asma inducida o precipitada por el ejercicio extremo, porque, de acuerdo a recomendaciones del Comité de Rehabilitación Terapéutica de la Academia Americana de Alergia, el ejercicio breve y suave puede ser de gran ayuda al asmático. [59] Se recomienda practicar deportes

---

57. *Journal of the Royal Society of Medicine*, December 1988; 81:701-704.
*Biofeedback and Self-Regulations*, 1991; 16 (1):1-21.
58. Maurer Katherine, Emotional Kids at Risk for Fatal Asthma Attack, *Family Practice News*, May 1, 1996; 37.
59. Asthmatic Children Benefit from Intermittent Exercise, JAMA, 231:10, p.1017-1018, 1975.

que sólo requieran un esfuerzo físico esporádico, como el béisbol. [60]   El caminar suavemente puede también ser un ejercicio beneficioso para el paciente asmático.

## 4. Catarro Común

De las enfermedades, o desequilibrios de nuestro cuerpo, una de las más frecuentes es el catarro común. Sin embargo, se nos hace muy difícil al paciente, al médico y al científico describirlo, diagnosticarlo, y determinar sus causas. Tanto es así que el paciente le llamará catarro, gripe, influenza, monga, virus, "flu". Los síntomas que experimentarán pueden ser extremadamente variados: a veces fiebre, tos, dolor de garganta, escalofríos, congestión nasal y goteo nasal, dolor de cabeza y un sin fin más.

El médico, por lo general, examina al paciente, le recomienda descanso y tomar mucho líquido. Si la persona es propensa a bronquitis, pulmonía o asma, otras precauciones como antibióticos y terapias respiratorias serán recetados, pero, por lo general, nada se hará y sólo se observarán los síntomas según vayan desarrollándose.

El científico seguirá buscando la posible causa de este mal tan común, ya que alrededor de 100 virus han sido identificados cómo posibles causantes. La mala nutrición y el estrés últimamente también se señalan como conspiradores...

Pero aparte de qué es lo que la causa, y cómo se siente, la verdad es que esta "sencilla" enfermedad le hace la vida imposible a muchas personas. Durante mis años de práctica son muy pocos los casos con catarros comunes, simples y recién comenzados, que he visto. Por lo general a la oficina del médico naturopático viene el paciente que se enferma con algo parecido al catarro común, y cuyos síntomas se repiten cada dos meses. La expresión frecuente es: "Hace más de un año que vengo sufriendo de este catarro y no se me quita. Me dan antibióticos, estoy una o dos semanas bien y vuelvo a recaer. ¡Ya estoy cansado de estar enfermo!".

---

60. The Asthmatic Child and His Participation in Sports and Physical Education, *Pediatrics* 45: 150-151, January 1970.

El uso folklórico de plantas para combatir el catarro común y condiciones parecidas es inmenso. El ajo, jengibre, cebolla, sábila, anís, limón,
son remedios frecuentemente tomados antes de ir al médico. Sin embargo, hasta el momento es muy poca la investigación médica dirigida a
probar la efectividad de dichas plantas contra el catarro común. Lo que sí
se está estudiando mucho, mayormente en estos días, por la enfermedad
de inmunodeficiencia adquirida (SIDA), son las plantas medicinales con
propiedades inmunoestimuladores –aumentan la capacidad y funcionamiento del sistema inmunológico. Éstas estimulan nuestras defensas intrín-
secas, llamadas sistema inmunológico, para combatir cualquier infección.

## a. Echinacea

La echinacea es una planta medicinal que se encuentra comúnmente
en los países templados. En Europa ha sido utilizada e investigada (alrededor
de 150 estudios desde el 1930 han sido publicados) y ha demostrado

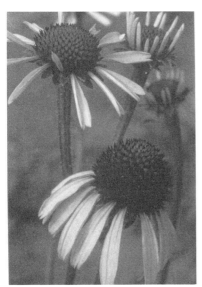

*Echinacea angustifolia.* (Foto
por Steven Foster)

excelentes resultados, tanto en la prevención como en la disminución de los
síntomas del catarro común.

En un grupo de 108 pacientes, se
descubrió que la toma de 24 mililitros
de un extracto de Echinacea era capaz
de disminuir la frecuencia y la severidad de las infecciones. La capacidad
preventiva de la planta fue medida por
el número de pacientes que se mantuvieron saludables (35% de los que
tomaron la medicina, mientras que
sólo el 25.9 de los que no la tomaron
no contrajeron gripe); la cantidad de
tiempo entre infecciones (40 días para
los tratados versus 25 días para los no

tratados); y la severidad, que fue menor en el grupo medicado. [61]

Otro estudio encontró que 900 mg. de echinacea purpúrea puede reducir significativamente los síntomas de escalofríos, dolor de garganta, dolor en los músculos y el dolor de cabeza en pacientes acatarrados. [62]

## b. Vitamina C

El doctor Harri Hemila, del Instituto de BioTecnología de la Universidad de Helsinki, en Finlandia, evaluó 18 estudios publicados en revistas médicas, que intentaban probar la efectividad de la vitamina C para prevenir el catarro común. La conclusión fue que la gran mayoría de estos estudios demostraron que la vitamina C puede disminuir la duración y la severidad de los síntomas en un catarro, pero que no es tan efectiva en prevenir la enfermedad, aunque hay varios estudios que comprueban su eficacia. [63]

*Malpighia emarginata (acerola).* (Dibujo por Tomás Burgos)

## c. Propoleo (propolis)

A la substancia compuesta de las secreciones de los capullos de plantas,

61. Schoneburger, D., The Influence of Immune-Stimulating Effects of Pressed Juice from Echinacea purpurea on the Course and Severiq of Colds, *Forum Immunologic* 8: 2-12, 1992.

62. Braunig, B., Dorn, M., et al, Echineacea purpurea Radix for Strengthening the Immune Response in Flu-like Infections, *Zeitschrift fur Phytotherapy* 13: 7-13,1992.

63. Hemila Harri, Vitamic C and the Common Cold, *British Journal of Nutrition*, 1992; 67: 3-16.

Peters E., Goetzche J., et al, Vitamin C Supplementation Reduces The Incidence of Postrase Symptoms of Upper Respiratory-Track Infection In Ultramarathon Runners, *American Journal of Clinical Nutrition*, 57: 170, 1993.

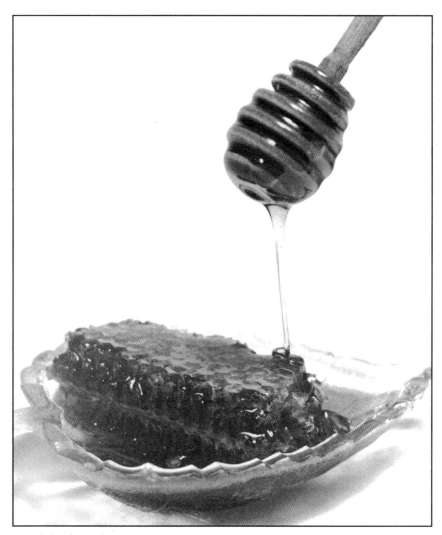

*Panal de abejas.* (Foto por Miguel Maldonado)

flores y las glándulas de las abejas se la llama propoleo.  En Europa este producto ha resultado ser una excelente medicina contra las infecciones del rinovirus (uno de los virus que pueden causar el catarro común). La revista médica de *Otorrinolaringología de Polonia* reportó que 50 pacientes tomaron propoleo para sus síntomas de catarro y que desde el primer día sintieron una mejoría significativa, mejorando 2.5 veces más rápido que las personas que tomaron placebo. [64]

En otras investigaciones el propoleo demostró efectividad antiviral, antibacterial, antifebril, contra la tonsilitis crónica, la ronquera, y las infecciones del oído medio. [65] Esto lo convierte casi en la "medicina perfecta" para las infecciones del tracto respiratorio alto.

### d. Zinc

Un nutriente que recientemente ha ganado mucha notoriedad contra el catarro es el zinc. Desde el 1984, el zinc, en diferentes formas (pastillas para chupar y cápsulas), llamó la atención de los investigadores ya que de los cinco estudios realizados hasta ese momento tres obtuvieron resultados positivos (los negativos han sido seriamente cuestionados). En un reciente estudio, se observó que el zinc puede reducir los días de enfermedad de 6.1 a 4.9 , cuando se compararon los resultados  con los pacientes que no tomaron zinc. [66]

¿Cómo puede ser más efectivo? Está por determinarse; pero, al momento, parece ser que su ingestión es recomendable para ayudarse en episodios agudos de catarro. (En el tratamiento del catarro común es muy raro que un solo remedio sea efectivo para todos los síntomas. Por lo general, se requiere utilizar un antifebril, un antibiótico y un antitusivo. Eso lo determinará la manifestación de los síntomas.)

### e. Vaporizadores.

Otro remedio de las abuelitas, validado por la ciencia médica es el uso del vaporizador o inhalación de agua caliente para controlar los síntomas del catarro y la congestión nasal. Sesenta y dos pacientes con síntomas

64. *Otorrinolaringologia Pol*, 89; 73 (3) 180-4.
65. Williams, David G., One of Russias Best Kept Secrets, *Alternatives for the Health Conscious Individual*, Vol. 5, No. 2, August, 1993, pp. 9-13.
66. Godfrey, J.C., et al, Zinc Gluconate and the Common Colds: a Controlled Clinical  Study, *J. Internal. Med. Res.*, 1992; 20: 234-46.

del catarro común fueron divididos en dos grupos: uno que recibió el calor húmedo (42°44° C) y otro que no. El 70% de los tratados con la inhalación de calor húmedo reportaron mejoría en sus síntomas, mientras que sólo el 20% de los no tratados recibieron alivio. Los autores de la investigación piensan que el aumento en la temperatura local puede reducir la infección del rinovirus y/o la liberación de mediadores inflamadores como las células másticas (mast cell). [67]

El uso de vaporizadores con hierbas aromáticas como el eucalipto, el alcanfor y mentol, podrían estar indicadas ya que aumentan el calor del área y ayudan a descongestionar, aunque todavía no hay estudios científicos para demostrar su efectividad.

### f. Estrés

Antes de que comenzara la "moda" (tomar conciencia) del estrés, la gran mayoría de las personas ni se inmutaban de la relación entre sus tensiones emocionales y los catarros comunes. Hoy día no es difícil encontrar a alguien culpando al estrés de sus catarros frecuentes. El exceso de trabajo, los problemas familiares o personales, las preocupaciones y el nerviosismo son señalados como factores causantes del catarro común.

En un interesante estudio, publicado por la *Revista Médica de Nueva Inglaterra,* se encontró que las personas bajo estrés son más susceptibles a desarrollar estados catarrales que aquellos sin estrés, aun cuando se expongan a los mismos gérmenes. Para determinar esto, los investigadores interrogaron a las personas sobre sucesos causantes de tensión en las pasadas semanas, experiencias traumáticas en sus vidas, y su percepción sobre esos sucesos; se les aplicaron, vía nasal, gotas infectadas con ciertos virus capaces de producir catarro o se internó a los pacientes en apartamentos con personas en pleno catarro agudo. Al medir los síntomas clásicos del catarro: estornudos, ojos llorosos, congestión y secreciones nasales, se encontró que las personas con menos estrés en su vida, o las

67. Ophir, D., Elad, Y.,  Effects of Steam Inhalation on Nasal Potency and Nasal Symptoms in Patients with the Common Cold, *Am. J. Otolarygol* 1978; 3: 149-153.

de percepción más calmada tuvieron menos episodios catarrales. [68]

Si usted sospecha que el estrés le está causando algún problema de salud es fácil averiguarlo... Prepare un diario en el que marque los días de mucha tensión y la aparición o agravación de los síntomas que siente; si hay una relación directa ya sabemos cuál es la causa de su enfermedad. Si no hay una relación tan directa sería bueno discutirlo con un profesional conocedor de esta materia, hay muchos casos de estrés crónico y severo en los que la relación no es tan obvia.

### g. Fumar y alcohol

En el Departamento de Psicología de la Universidad Carnegie Mellon en Pittsburgh, Filadelfia, otro interesante estudio que medía la susceptibilidad de contraer catarro común, el fumar y el alcohol fue realizado por el Dr. Sheldon Cohen. Se descubrió en 391 sujetos evaluados, que el fumar es uno de los factores más significativos a la hora de contraer una infección catarral, mientras que el tomar alcohol moderadamente (3-4 tragos al día) no pareció influenciar negativamente a los investigados.[69] (El uso del cigarrillo no sólo está contraindicado en personas susceptibles al catarro sino también al asma, bronquitis, infecciones recurrentes de la garganta, y cualquier otra condición respiratoria o pulmonar.)

### h. Homeopatía

Usualmente la utilización de remedios homeopáticos sin recomendación de un homeópata da por resultado una difícil práctica y selección,

---

68. Cohen S., Tyrell D., Smith A., Psychological Stress and Susceptibility To The Common Cold, *New England Journal of Medicine*, 1991; 325; 606–12.

69. Sheldon C., et al, Smoking, Alcohol Consumption and Susceptibility to the Common Cold, *American Journal of Public Health*, September 1993; 83 (9): 1277–1282.

porque la base y la efectividad de esta medicina estriba en la similitud del remedio y la enfermedad. Si no se logra esa similitud (a veces la característica de un remedio puede significar cientos y cientos de síntomas), no obtendremos beneficio alguno de la medicina. Pero, así como la farmacéutica convencional ha desarrollado medicinas sobre el mostrador (*over the counter*), las cuales se pueden autorrecetar, la medicina homeopática ha hecho lo propio también.

Dos medicinas homeopáticas han probado clínicamente su efectividad en el alivio de los síntomas asociados al catarro común. [70] Uno de estos remedios tiene un historial de ventas y uso en Francia como cualquier otra medicina alopática, pero, por supuesto, sin efectos secundarios.

## 5. Dermatitis

María era una paciente de 22 años de edad que había sido admitida en la Escuela de Medicina y se suponía que comenzaría a estudiar el próximo semestre. Pero su dermatitis atópica le hacía repensar sobre su futuro, ya que la descamación, supuración, sequedad y picor intenso de la piel prácticamente le impedía realizar cualquier función. Por más de 6 años tomó esteroides y antibióticos (cuando la agrietada piel se infectaba). En la piel ni se diga el sinnúmero de cremas, ungüentos, y aceites utilizados durante todo este tiempo. Al acercarse el verano, la desesperación se apoderaba de ella, su novio, sus amigos y hasta del mismo doctor. Su única esperanza era irse del trópico, "de ese fabuloso clima", para mudarse a donde hiciera frío todo el año.

Un día, obligada por la desesperación, decidió buscar otra alternativa médica y encontró la Medicina Natural. Cuatro meses después comenzaba estudios de Medicina, sus síntomas habían mejorado en un 70%, y hasta se atrevía a ponerse un traje de baño, sólo con el tratamiento natural y sin medicamentos convencionales.

70. Ferley J. P., Zmiron, D., D'Adhemar D., Balducci F., A Controlled Evaluation of a Homeopathic Preparation in Influenza–Like Syndromes, *Br. J. Clin. Pharmacol* 1989, Mar; 27 (3): 329–35.

Flaskamp, G., and Galuska S., Feverish Colds: Homeopathy Effective, *Homeopathy, International Rand D Newsletter* March 4, 1992.

Julia fue otro caso inolvidable. Trigueña, de pelo negro rizo, 25 años, la erupción de la piel bajo sus senos y axilas la hacía la persona más "desgraciada" del mundo. Había visitado infinidad de dermatólogos alrededor del mundo, ya que su ex marido estaba en el ejército, y ni en los mejores hospitales militares encontró alivio. Un remedio homeopático (pulsatilla), unas vitaminas para la piel, y una crema a base de plantas medicinales resolvieron la dermatitis crónica. Cuatro años después, ni recuerdos del picor quedaban. Jamás olvidó el día en que visitó mi oficina por primera vez.

La lista y las anécdotas son largas, pero no así la enfermedad, luego de que las personas que sufren de las distintas dermatitis deciden comenzar un tratamiento naturopático.

### a. Glycyrrhiza glabra (regaliz)

Este arbusto utilizado frecuentemente en la Medicina China es bien conocido por sus fuertes propiedades antinflamatorias. El efecto es tan significativo que algunos autores lo llaman la "cortisona natural". [71]

Su acción se debe a unas substancias (ácido glicerízico y ácido glicivinízico) que bloquean la desintegración de la cortisona natural del cuerpo y le permite a ésta actuar por más tiempo (por ello lo llaman la cortisona natural). Se sugiere que el regaliz sea usado en conjunto con los esteroides sintéticos; de esa manera, la dosis de esteroide utilizada será menor, produciendo menos toxicidad en nuestro cuerpo. [72] Además de alargar la vida a la cortisona, el regaliz posee la habilidad de contener la formación de compuestos inflamatorios, lo que le convierte en la medicina tradicional clásica para las condiciones inflamatorias. Junto a la manzanilla (Matricaria chamomilla) es un excelente remedio contra la dermatitis, como lo

---

71. Murray, Michael, *The Healing Power of Herbs*, Prima Publishing, Rocklin, Ca., 1991, p. 158

72. Kumagai, A., Nanaboshi, M., Asanuma, Y., et al, Effects of Glycyrrhizin o Thymolytic and Immuno Supressive Action of Cortisone, *Endocrinal Japon* 14:39-42, 1967.

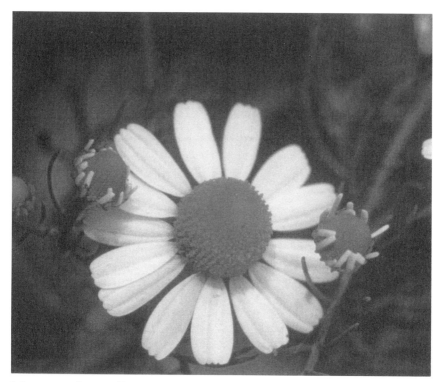

*Matricaria chamomilla (Manzanilla)* (Foto por Steven Foster)

reclaman algunos médicos naturopáticos. [73]

En el Royal Free Hospital de Londres se probó el uso del regaliz de forma oral, junto con otras plantas chinas, para el tratamiento de la dermatitis, y los resultados también fueron excelentes. [74]

### b. Hamamelis virginiana.

Por alrededor de tres semanas se midió la efectividad de la Hamamelis en pacientes con dermatitis atópica. En una mano los pacientes aplicaron una crema con la planta medicinal y en la otra bufexamac (remedio

73. Murray M., Pizzorno J., *Encyclopedia of Natural Medicine*, Prima Publishing, Rocklin, Ca.  1990, p. 299.

74. Sheehan, M. P., et al, Efficacy of Traditional Chinese Herbal Therapy in Adult Dermatitis, *The Lancet*, July 4, 1992; 340: 13-17.

alopático). Un 66.1 por ciento de las personas entrevistadas dijeron que la descamación, enrojecimiento, picor, etc., habían mejorado en ambas manos. O sea, el efecto del Hamamelis es comparable con el medicamento convencional. [75]

### c. Oenophera biennis (*Evening Primrose*)

En los últimos cinco años, el aceite de una delicada planta silvestre de los Estados Unidos ha llamado la atención de los investigadores naturopáticos. La primula, como es conocida en algunos países latinos, posee, entre su química, aceites que parecen tener efectos curativos en ciertas enfermedades inflamatorias. En un estudio en el que participaron 13 dermatólogos, se encontró que 111 pacientes de 179 reportaron disminución en sus síntomas, al punto de que los esteroides orales y tópicos, antihistamínicos y antibióticos convencionales fueron prácticamente eliminados como tratamiento. [76]

Aunque este resultado es muy halagador, el beneficio de los aceites esenciales en condiciones inflamatorias de la piel debe estudiarse más extensamente ya que otras investigaciones dieron resultados diferentes. [77]

El uso de jabones con plantas medicinales, como la caléndula, la sábila, primula, avena y otros, son bien acogidos por personas con problemas de la piel. Uno no muy popular, pero que es recomendado en un reporte de la revista médica *Dermatología Pediátrica*, es el jabón de ajo y vitamina B1. De acuerdo con los pediatras, los baños diarios con soluciones de ajo y vitamina B ayudan mucho al paciente de dermatitis. [78]

75. *British Journal of Phytotherapy*, Vol. 2, No. 3, Summer 1992.

76. Stewart, J. C., et al, Treatment of Severe and Moderately Severe Atopic Dermatitis with Evening Primrose Oil (Epogan) a Multi-Centre Study, *Journal of Nutricional Medicine*, 1991:2: 9-15.

77. Berth-Jones, J., et al, A Double-Blind, Randomizerd, Placebo-Controlled, Parallel Group Study of Efamol and Efamol Marine in the Treatment of Atopic Dermatitis, *British Journal of Dermatology*, July 1992; 127 (Supplement 40): 14/A.

78. *Pediatric Dermatology* 9(2) 197, June 1992.

### d. Alergias a alimentos

El paciente de dermatitis e inclusive su médico alópata están bien conscientes de la relación entre ciertos alimentos y la exacerbación del picor, la erupción y otros síntomas asociados a esta condición. [79]

La precaución con el tipo de alimento que se ingiere comienza desde los cuatro meses de edad. Un estudio, con duración de diez años, y sobre 1,067 niños evaluados durante todo ese tiempo, concluyó que, cuando los bebés comen alimentos sólidos antes de los cuatro meses de nacidos, triplican la posibilidad de desarrollar dermatitis. [80]

Por otro lado, se ha encontrado que los niños lactados tendrán menos incidencia de alergias y condiciones inflamatorias de la piel. De hecho, el consumo de los alérgenos comunes (huevo, leche, trigo, chocolate, citrosas, etc.) por parte de la madre lactante aumenta también las probabilidades de que el niño desarrolle alergias de piel al cabo de varios años. [81]

### e. Ayuno

El ayunar es un procedimiento sencillo, que inclusive se recomienda en la Biblia y otras Sagradas Escrituras, pero la persona antes de someterse a él, debe buscar orientación profesional, no sólo por el aspecto clínico sino también psicológico: el saber o tener una idea del proceso por el cual pasaremos, suavizará la ansiedad de no comer luego del tercer día de ayuno. Por cierto, el médico naturopático es el único profesional de la salud entrenado para dirigir y orientar sobre la manera correcta de ayunar.

---

79. Sampson, H., Role of Immediate Food Hypersensitivity in the Pathogenesis of Atopic Dermatitis, *J. Allergy Chlin. Immunol*, 1983, 71, pp. 473-80.

80. Fuerst, Mark, Food Link to Eczema Evaluated, *Medical Tribune*, Nov. 29,1990; 2.

81. Chandra, Ranjit Kumer., M. D. and Hammed Azza, M. D., Cumulative Incidence of Atopic Disorders in High Risk Infant When Hydro Lysate, Soy and Conventional  Cow Milk Formulas, *Annals of Allergy*, August 1991; 67: 129-132.

Hurley, Dan., Allergy-Free Diet While Nursing Protective, *Medical Tribune*, July 23, 1992; 30.

El ayuno no sólo sirve como tratamiento sino también como diagnóstico. La revista médica *Lancet* reconoce el ayuno como medida de
diagnóstico, aun sobre algunos de los métodos convencionales. [82]

## f. Aguas termales

El mismo médico francés que sugirió los baños termales para los
asmáticos, lo hizo para la dermatitis.[83] Pero, más recientemente, se hizo
un estudio en Japón para determinar cuán efectivas podrían ser estas
aguas para el tratamiento de la dermatitis atópica y los resultados fueron
excelentes, ya que los pacientes que se sometieron a estos baños mejoraron

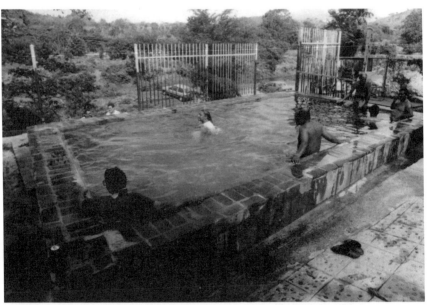

*Baños termales de Coamo, Puerto Rico.* (Foto cortesía de El Nuevo Día)

---

82. Lithell, H., Bruce, A., Gustafsson, I. B., et al, A Fasting and Vegetarian Diet
Trial on Chronic Inflammatory Disorders, *Acta Derm Venerpol* 63:397–403, 1983.
Gerrard, J. L., Food Intolerances, *Lancet* ii: p. 413, 1984
83. Aiche, J. M., Spa Treatments for Allergic Diseases, *Sem. Hop Pris.*, 1991; 67:
26–27; 1287–1290

en un 76%. La exposición de los pacientes a las aguas termales fue de 10 minutos, dos veces al día por varias semanas. Aunque se desconoce con certeza qué fue lo que mejoró a estos pacientes, si se encontró que las infecciones bacteriales comunes en su piel desaparecieron. [84]

### g. Consejería naturopática

Varios estudios han relacionado la tensión nerviosa con la agravación de la dermatitis. En una prueba en que pacientes y controles (personas saludables) se sometieron a exámenes que provocaban estrés –resolver problemas aritméticos mentalmente de forma rápida y hablar en público– se descubrió que los enfermos poseían menos tolerancia a la tensión. El ritmo cardíaco, la circulación sanguínea periferal, la resistencia eléctrica de la piel se alteraron, y por consiguiente la dermatitis. [85]   Estudios realizados en el Instituto Karolinska en Estocolmo, Suecia, comprobaron lo mismo. [86]

De acuerdo con estos resultados la meditación, el yoga, la relajación, la retroalimentación y otros ejercicios o prácticas para calmar nuestras tensiones serían buena práctica para el paciente con dermatitis. Por cierto, hay una dermatitis, conocida como neurodermatitis, que está relacionada directamente con el nerviosismo.

## 6. Diabetes

Una de las enfermedades más complejas, misteriosas y comunes, en las sociedades occidentales, es la diabetes mellitus (conocida generalmente

83. Kubota K., et al, Treatment of Refractory Cases of Atopic Dermatitis With Acidic Hot-Spring Bathing, *Acta Derm. Venereol.*, 1997; 77:452-454..

84. Munzel K., and Schandry R., Atopic Eczema Psychophysiological Reactivity Under Standard Stress, *Hautarzt*, 1990; 41:601-11.

85. Arnetz Bengt B., Endocrine and Dermatological Concomitants of Mental Stress, *Acta Derm. Veneral.* (Stockh) 1991; (Suppl. 156): 9-12.

como diabetes solamente, o con el nombre técnico de hiperglucemia), que simplemente significa elevados niveles de azúcar (glucosa es el nombre correcto para la azúcar encontrada en la sangre). Cualquier persona con más de 120 miligramos de glucosa por decilitro de sangre debe consultar a su proveedor de servicios médicos pues puede estar sufriendo de algún tipo de diabetes.

Normalmente se supone que el cuerpo puede digerir, absorber y asimilar cualquier azúcar que se ingiera. En los diabéticos algo anormal sucede, ya sea a nivel del páncreas o en la capacidad fisiológica del cuerpo para utilizar efectivamente la insulina existente, que imposibilita el procesamiento adecuado de los azúcares.

La presencia de la diabetes puede pasar inadvertida por muchos años, convirtiendo esta enfermedad en uno de los asesinos silentes. Entre los

## TIPOS DE DIABETES

| DIABETES INSULINO DEPENDIENTE (tipo I) | DIABETES NO INSULINO DEPENDIENTE (tipo II) | DIABETES QUÍMICA O EN EL LÍMITE |
|---|---|---|
| En el pasado se la llamaba diabetes juvenil porque ocurre mayormente en niños y adultos jóvenes, pero el nombre fue cambiado cuando los doctores observaron que puede ocurrir a cualquier edad. En esta forma de diabetes, el páncreas no produce insulina o produce una muy pequeña cantidad. Como la insulina es necesaria para la vida, la hormona tiene que ser inyectada todos los días. Representa sólo el 10% de los tipos de diabetes. | Se la llamó diabetes de adulto porque es sufrida frecuentemente por adultos. En este tipo, el páncreas produce alguna insulina pero no puede utilizarse efectivamente. Los Institutos Nacionales de Salud la dividen en dos subgrupos: diabetes no-insulino dependiente producida por la obesidad y la no producida por obesidad. El 90% de los pacientes con diabetes tipo II son considerados obesos. | Antiguo término para lo que se conoce hoy como intolerancia de glucosa. La clasificación se emplea para describir la alteración de niveles de glucosa que constantemente fluctúan entre niveles normales y anormales. Los investigadores han determinado que estas personas estarán más predispuestas a eventualmente tornarse diabéticos completamente. |

pocos síntomas manifiestos que pueden levantar algo de sospecha se encuentran: el orinar frecuente, sed excesiva, hambre extrema, pérdida de peso, y erupciones en la piel. (Cada tipo de diabetes puede aparecer con diferentes síntomas.) Posteriormente, si no se controlan correctamente y a tiempo los niveles de glucosa, pueden ocurrir otras enfermedades secundarias a la diabetes, como las cataratas, la retinopatía, la neuropatía, la insuficiencia renal, los problemas cardíacos y de circulación, impotencia, y otros. Agudamente pueden ocurrir emergencias médicas con esta condición, cuando ciertas substancias llamadas cetonas –derivadas del mismo desbalance endocrino– alcancen niveles tóxicos en nuestro cuerpo.

La causa de esta enfermedad es un misterio hasta el momento para los científicos, lo único que se conoce es la predisposición hereditaria o genética para contraer la misma, pero poder señalar razones específicas todavía se encuentra en el tintero.

El desconocer la causa no es lo único que no se sabe de la diabetes; la medicina que le cure también mantiene a la expectativa a científicos y médicos, porque los tratamientos disponibles en la actualidad sólo ayudan a controlar los niveles de glucosa en la sangre; todavía se espera que aparezca el medicamento capaz de curarla totalmente.

A continuación varias recomendaciones que utiliza la medicina naturopática para aliviar la diabetes. (Debemos recordar en este punto que una enfermedad como la diabetes no debe autotratarse ni depender de un tratamiento únicamente, porque hay ocasiones en que la evaluación de la condición y su control es difícil.) La información aquí contenida debe usarse como guía a discutirse con un profesional de la salud capacitado para trabajar con tan compleja enfermedad...

Para fines de 1989, llegó a mis manos un artículo de la revista *Diabetic Care* sobre las plantas medicinales, para el tratamiento de la diabetes. El artículo resumió y analizó la prueba disponible al momento y señaló 57 plantas contra la diabetes. [86] Entre las más populares y conocidas se encuentran:

---

86. Bailey Clifford, J., Traditional Plant Medicines as Treatments for Diabetes, *Diabetic Care*, Vol. 12, No. 8, p. 553-64, 1989.

### a. Momordica charantia

El cundeamor, conocido como Karela en Asia y Australia y Wild Apple en los Estados Unidos, ha sido considerado por mucho tiempo como un excelente remedio tradicional contra la diabetes. El consumo de 50 mililitros de un extracto acuoso de cundeamor ha sido capaz de disminuir las concentraciones de glucosa en la sangre en pacientes diabéticos (tipo

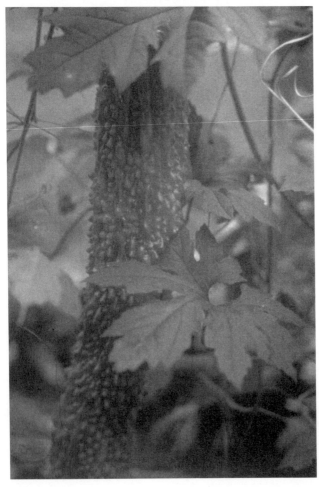

*Mamordica charantia* **(Cundeamor)** (Foto por Steven Foster)

II), tan pronto como en una hora, con una disminución de alrededor de 20%. [87]

Los posibles efectos del cundeamor sobre nuestro metabolismo para lograr reducir los niveles de azúcar son varios: 1) estimula la secreción de insulina en las células beta del páncreas; [88]  2) retarda la absorción de glucosa en el intestino; [89] 3) produce substancias hipoglucémicas parecidas a la insulina. [90]

Los laboratorios farmacéuticos naturopáticos han desarrollado preparaciones encapsuladas para evitar el sabor amargo del cundeamor, y ya se encuentran disponibles en las tiendas de salud natural.

### b. Allium cepa y allium sativum

La cebolla y el ajo también tienen un largo historial de usos hipoglucémicos en muchos países. A ambos bulbos se les atribuyen medianas propiedades antidiabéticas que podrían estar relacionadas con la capacidad de disminuir la degradación de la insulina, o facilitar la acción de la misma en nuestro cuerpo. [91]

El uso o la ingestión de ajo y cebolla por pacientes de diabetes no sólo tiene beneficios hipoglucemiantes sino también cardiovasculares, como el de disminuir el colesterol y los triglicéridos, servir de hipotensor, y mejorar la circulación sanguínea en términos generales (ver sección de hipertensión e hipercolesteremia). O sea, su efecto sobre el paciente diabético es doble ya que el hiperglucémico es también propenso a enfermedades cardiovasculares.

---

87. Leatherdale B. A., et al.,  Improvement in Glucose Tolerance due to Momordica Charantia (Karela), *Br. Med. J.* 282:1823–24, 1981.

88. *Op. cit.*

89. Meir P., Yaniv Z., An In Vitro Study on the Effect of Mommordica Charantia on Glucose Update and Glucose Metabolism in Rats, *Planta Med.* 7:12–16, 1985.

90. Khanna P., et al, Hypoglycemic Activity of Polypeptide from a Plant Source, *Nat. Prod.* 44: 648–55, 1981.

91. Angusti Kr., Benaim M. E., Effect of Essential Oil of Onion (allyl propyl disulphide) on Blood Glucose, Face Fatty Acid and Insulin Levels of Normal Subjects, *Clin Chiem Acta* 60: 121–123, 1975.

Brahmachari H. D., Angusti K. T., Hypoglycemic Agents from Onions, *J. Pharm Pharmacol* 13:128, 1961.

## c. Trigonella foenumgraecum

Las semillas de fenugreco como alimento y remedio para controlar los niveles de azúcar en la sangre han demostrado ser bien efectivas. Aunque varios estudios han comprobado la capacidad de esta semilla para mejorar la diabetes, se desconoce a ciencia cierta la acción que ejerce sobre nuestro sistema endocrino o digestivo para producir tales efectos.

Las posibilidades del fenugreco para convertirse en una de las medicinas naturales favoritas contra la diabetes son muchas. Recientemente la *Revista Europea de Nutrición Clínica* publicó un estudio, según el cual, aun pacientes insulinodependientes podían mejorar su estado y disminuir la cantidad de insulina significativamente al utilizar 100 gramos de polvo de fenugreco en el almuerzo y en la cena.[92] El hecho de que tenga efectos muy positivos en pacientes que no producen insulina lo convierte prácticamente en un remedio muy prometedor para combatir la hiperglucemia.

He escuchado de muchas otras plantas y alimentos con propiedades antidiabéticas: el gandul, el yagrumo, clavo dulce, canela, limoncillo, y otros, pero es muy poca la prueba y la evaluación científica que hay sobre ellos. La diabetes, como decía al principio de la sección, es una enfermedad complicada, y por lo tanto requiere un análisis concienzudo de las medicinas a utilizarse. La utilización de cualquier planta debe hacerse con sumo cuidado y precaución, y la mejor forma es consultar a un médico naturopático, que actualmente es el profesional de la salud mejor entrenado en el uso de medicinas botánicas.

## d. Alimentación

La alimentación apropiada es sumamente vital para el paciente diabético. En términos generales se ha hablado de disminuir los azúcares o carbohidratos simples y las grasas, y aumentar el consumo de carbohidratos complejos, vegetales, y fibras. Unas recomendaciones más específicas han

92. Sharma R. D., et al, Effect of Fennugreek Seeds an Blood Glucose and Serum Lipids in Type I Diabetes, *Euro. J. Clin. Nutr.* 44:301–306, 1990.

sido preparadas por el Grupo de Investigación Metabólica, de la Escuela de Medicina de Kentucky.

Jeri Uigler, autor del estudio, reportó que la dieta antidiabética permitió disminuir entre un 10 a 40% de las dosis insulínicas en pacientes insulino-dependientes y alrededor de 50 a 100% de reducción en diabéticos tipo II. [93] Estos porcientos parecen medio increíbles, pero ése fue el resultado obtenido. La dieta seguida por los pacientes en este estudio fue alta en carbohidratos complejos y fibras. Específicamente, los estudiados ingirieron entre 50-60% de carbohidratos complejos en el total de su alimentación.

## e. Café

Según datos del Grupo Internacional de Estudio para la Investigación Epidemiológica de la Diabetes, los países de más alto consumo per cápita de café tienen la incidencia más alta de diabéticos insulino-dependientes. [94]

Las personas que sufren de hiperglucemia deben observar cuidadosamente el consumo de café. Aunque los autores del estudio recomiendan más investigación sobre esta relación diabetes-café (lo que convierte en algo prematuro reclamar que el café pueda promover o causar diabetes), el paciente hiperglucémico debe ejercer mucha moderación en el consumo del café. La posibilidad de eliminarlo de su dieta puede ser inclusive considerado totalmente, pues no es alimento esencial para sostener la vida.

El consumo de té y café con el alto riesgo de contraer diabetes insulino-dependiente fue descubierto en otra investigación. Aquí se encontró que los niños que tomaron una o dos tazas de café o té al día fueron más propensos a contraer la enfermedad. Interesante por demás es que la ingestión del té o café durante el embarazo de la madre parece no favorecer

93. Zeigler, Jeri A., et al, Glycemic Control and Serum Lipids: Practical Nutritional Implications for Diabetes Management, *Practical Diabetology*, May/June, 1991; 10-14.

94. Tuomilehto, Jaakko, et, al, Coffee Consumption as a Trigger for Insulin Dependent Diabetes Mellitus in Childhood, *British Medical Journal*, 300: 642-643, Mar 10,1990.

el desarrollo de la condicion. [95]

### f. Vegetarianismo

Como una recomendación alimentaria general, el diabético debería considerar una dieta vegetariana. Aunque no hay estudios que relacionen directamente el vegetarianismo con la diabetes, se ha descubierto que, a nivel epidemiológico, las personas que derivan sus proteínas de fuentes vegetales tienen menos posibilidades de contraer diabetes. [96]

### g. Leche, soya, trigo

Estudios recientes han encontrado ciertos datos que prometen provocar una de las más interesantes controversias sobre la prevención de una de las enfermedades más problemáticas, comunes y difíciles de este siglo, la diabetes. Varias investigaciones coinciden en que el consumo, a temprana edad, de diabetógenos –substancias capaces de producir diabetes– puede aumentar el riesgo de contraer diabetes tipo 1. Se cree que el ingerir trigo, soya, o leche, provocará unas sustancias autoinmunes, o lo que es lo mismo, producidas por el sistema inmunológico que dañarán las células pancreáticas encargadas de segregar insulina. [97]

---

95. Virtanen, S. M., et al, Is Childrens or Parents Coffee or Tea Consumption Associated with the Risk for Type I Diabetes Mellitus in Children?, *European Journal of Clinical Nutrition*, 1994; 48:279-285.

96. McMichael, Vegetarians and Longevity: Imaging a Wider Reference Population, *Epidemiology*, 3 (5): 389-391, 1992.

97. Gerstein H. C., Cow's Milk Exposure and Type I Diabetes Mellitus. A Critical Review of the Clinical Literature, *Diabetes Care* 17:13-9, 1994.

MacLean W., M. D., Cows Milk and Diabetes Debate, *Pediatrics*, September, 1995; 96 (3):541-542.

Scott F. W., et al, Cows Milk and Insulin-Dependent Diabetes Mellitus, *The Lancet*, August 31, 1996; 348: 613.

## h. Cromo

Un micronutriente o suplemento nutricional utilizado frecuentemente por los naturistas es el cromo. El cromo es un mineral capaz de aumentar la actividad de la insulina en nuestro cuerpo, según lo demuestran innumerables estudios experimentales y clínicos. [98] Esto permite que el manejo de la glucosa en el cuerpo (llamado tolerancia de glucosa) sea más efectivo, y que se requiera menos insulina para disminuir los niveles de azúcar en el torrente sanguíneo.

En el mercado de productos y suplementos naturales se encuentran muchos tipos de cromo, pero los más efectivos son el picolinato y los que se encuentran en un complejo de moléculas de ácido nicotínico, cisteína, glutamina y glicina (por lo general, se llama a este grupo el factor de tolerancia de glucosa).

El cromo afecta positivamente a los lípidos de nuestro sistema cardiovascular aumentando el colesterol bueno, y disminuyendo los malos y triglicéridos, por lo que también representa doble beneficio para el diabético.[99]

## i. Magnesio y Zinc

Otros dos minerales que, por lo general, se encuentran en los compuestos naturales para el tratamiento de la diabetes son el Magnesio y el Zinc.

Evidencia experimental demuestra que la deficiencia o bajos niveles de estos dos minerales en nuestro sistema producirá poca tolerancia de la glucosa. [100] Además, el poco magnesio se asocia a la retinopatía, condición

---

98. Anderson, Richard A., Chromium Glucose Tolerance and Diabetes, *Biological Trace Element Research*; 32:1924, 1992.

Mertz, Chromium: History and Nutritional Importance, *Biological Trace Element Research*, 32:3-7, 1992.

99. Offenbacher E. and Stunyer E., Benefical Effect of Chromium-Rich Yeast and Glucose Tolerance and Blood Lipids in Elderly Patients, *Diabetes* 29:919-25, 1980.

100. Ed, Manganese and Glucose Tolerance, *Nutr. Rev.* 26: 207-10, 1968.

Pidduck H., Wren P., Hyperzincuria of Diabetes Mellitus and Possible Genetical Implications of this Observation, *Diabetes* 19(4): 240 (1970).

degenerativa de la retina del ojo, común en los pacientes diabéticos. Cuatrocientos miligramos de magnesio y veinticinco de zinc son cantidades razonables diarias para los diabéticos. Los alimentos ricos en magnesio son el germen de trigo y salvado (*bran*), las almendras y las castañas de pajuil (*cashew*). El zinc se encuentra en altas concentraciones en las ostras frescas (148.7 miligramos por cada gramo de ostra).

### j. Vitamina E

El primer estudio que indica el beneficio de la vitamina E para disminuir las concentraciones de glucosa en la sangre fue publicado recientemente. Se encontró en dicho experimento que, a mayor concentración de vitamina E ingerida, mayor el beneficio en los niveles de azúcar sanguínea y menos complicaciones generadas por la diabetes. [101]

### k. Ejercicio

Una de las mejores recomendaciones que le puede hacer el doctor al paciente hiperglucémico es que empiece a correr; y no a correr por su vida, o porque alguien le esté persiguiendo, sino porque es una de las alternativas más efectivas, seguras, y económicas que puede tener el diabético.

Consecuentemente, se ha ido acumulando una gran cantidad de pruebas que demuestran cómo el ejercitarse puede ayudar grandemente a reducir las necesidades de medicamentos hipoglucemiantes y a bajar los niveles de azúcar en el cuerpo. [102]

101. Duntas L,. et al, Administration of d- Alpha Tocopherol in Patients With Insulin–Dependent Diabetes Mellitus, *Curr. Ther. Res.* 57:682-90, 1996.

102. Manson, Joann E., et al, Physical Activity and Incidence of Non–Insulin Dependent Diabetes Mellitus in Women, *The Lancet*, 338: 774-778, Sept. 28, 1991.

Summerson, John H., et al, Association Between Exercise and other Preventive Health Behaviors Among Diabetics, Public Health Reports, 106 (5): 543-547, September-October.

Recuerdo siempre a un paciente que resistía todo tipo de medicina, ya fuera alopática o naturopática, y lo único que le mejoraba significativamente era el ejercicio.

El mejor estilo de vida y entretenimiento que puede tener una persona con desbalance en el metabolismo de los azúcares es el ejercicio físico, porque, además de ayudarle a regular el desbalance de azúcar, promueve el bajar de peso –cofactor estimulador o propulsor de la diabetes–, mejora la circulación, y disminuye las grasas en la sangre. [103] A eso me refería cuando decía que la mejor recomendación debe ser que salga corriendo.

### l. Fumar

Además de multiplicar los problemas cardiovasculares y de circulación que puede tener un diabético, el cigarrillo aumenta la necesidad de insulina (hasta en un 30% más) en comparación con el que no fuma. [104] Considerando todos los demás efectos nocivos que tiene el cigarrillo, sólo hay una recomendación: dejar de fumar.

### m. Estrés

Posiblemente el familiar de un paciente diabético, o el mismo paciente, recuerde un suceso en que el estrés o noticias impactantes provocaron alteración en los niveles de azúcar del enfermo, y, tal vez, la necesidad de hospitalización para su estabilización. En ese sentido los diabéticos tipo II parecen responder a técnicas y métodos de relajación para ganar cierto control sobre su metabolismo de azúcar. [105] Específicamente, la práctica del yoga parece ser una de las prácticas ideales, y, de hecho, se comprobó con 149 diabéticos no insulinodependientes de acuerdo con una investi-

103. Koivisto V.A. and De Fronzo R.A., Exercise on The Treatment of Type II Diabetes, *Acta Endocrin.*, Suppl 262:107-111, 1984.

104. Kiempp, Staberg B., et al, Smoking Reduces Insulin in Absorption From Subcutaneous Tissue, *British Medical Journal* 284:237, January 23, 1982.

105. DeAtkine, David, et al, Stress and Diabetes, *Practical Diabetology*, 10 (5):1-7, Sept/ Oct. 1991.

gación publicada en la *Revista de Investigación sobre Diabetes y Práctica Clínica*. [106] Luego de practicar yoga por 40 días, 104 de los pacientes pudieron disminuir los medicamentos hipoglucémicos orales. Los autores de la investigación –y este servidor– sugieren que los ejercicios yoga sean utilizados como complemento a cualquier otra terapia utilizada.

El estrés en los niños ha sido señalado como un factor que aumenta las probabilidades de desarrollar diabetes insulinodependiente.[107] En un curioso estudio, los investigadores compararon la incidencia de diabetes tipo 1 en personas que habían sufrido situaciones de tensión fuerte antes de los dos años de edad y los que no. ¿El resultado? Una leve alza en los casos de diabetes en las personas con sucesos negativos a temprana edad.

## 7. Hipercolesteremia

Hipercolesteremia... Esta palabra tan larga, extraña y casi impronunciable no es otra cosa que el término médico para definir lo que hemos estado escuchando como una repetitiva grabación por los últimos 25 años, de parte de científicos, médicos y medios de comunicación. Dos o tres décadas atrás era raro que alguien se preocupara por los elevados niveles de colesterol en la sangre; apenas se comenzaba a oír acerca del tema; hoy día, la información sobre la hipercolesteremia es abrumadora y, a veces, hasta confusa: que si el colesterol bueno; que si el malo; que si las grasas saturadas, las insaturadas; los triglicéridos; los estudios concluyen algo hoy, y mañana lo contradicen. La razón de esto es que, cuando las autoridades descubrieron la relación entre altos niveles de colesterol en la sangre (hipercolésteremia) y el asesino patológico número uno –las enfermedades del corazón–, se desató una guerra investigativa contra esta substancia, creando innumerables estudios que, por la cantidad de variantes, crea también un poco de confusión.

Brevísimamente, sin entrar en todos los pormenores del tema veamos algunos datos:

---

106. Jain S. C., et al, A Study of Response Pathern of Non-Insuline Dependent Diabetes to Yoga Therapy, *Diabetes Res. Clin. Pract.*, 1993, 19: 69-74.

107. Therulund G., M. D., et al, Psychological Stress and the Onset of Insulin Dependent Diabetes Mellitus in Children, *Diabetes Care*, Oct. 1995; 18 (10): 1323-1329.

El colesterol es una substancia producida por el mismo cuerpo o ingerida en la comida. El cuerpo –especialmente el hígado– tiene a su cargo producir alrededor de 1,000 miligramos al día, otros cuatrocientos a quinientos miligramos pueden ser obtenidos de los alimentos –esto varía de país en país y de cultura en cultura.

Como el colesterol no se disuelve en la sangre, flotará pegado a substancias llamadas lipoproteínas, para moverse de un lado a otro del cuerpo, hasta acumularse en el tejido muscular y grasoso. Tres tipos han sido identificados de acuerdo con sus funciones: lipoproteínas de muy baja densidad (LBBD o en inglés VLDL); lipoproteínas de baja densidad (LBD o en inglés LDL); y lipoproteínas de alta densidad (LAD o en inglés HDL). Los primeros dos son conocidos como los colesteroles malos, porque depositan el colesterol en los tejidos; el LAD remueve colesterol de los tejidos, por lo que es el bueno. Últimamente se han descubierto dos tipos de LAD, pero se desconoce su función.

Otra substancia muy discutida también, cuando se habla del colesterol y de la arterosclerosis, son los triglicéridos, también encargados de transportar grasas en la sangre. Pero en estos momentos, según los investigadores, no se sabe a ciencia cierta la relación e importancia que éstos tienen con las enfermedades cardiovasculares. Mientras tanto, el mantener los niveles en 200 mg /dl o menos es lo más recomendable, porque es más probable que su relación sea detrimental y negativa.

Serán muchos más los estudios sobre el colesterol y las enfermedades del corazón y circulatorias. Lo importante, de momento, es recordar que, si de mantener alejado al asesino número uno se trata, el mantener normales los niveles de colesterol es importante, sin olvidar que el sobrepeso, el fumar, el sedentarismo y el estrés, son también confabuladores de la muerte más común en la sociedad moderna.

### a. Commiphora mukul (gugulipido)

Varios años atrás se comenzó a recibir información sobre una planta nativa de la India capaz de disminuir los niveles del colesterol malo, subir los del colesterol bueno, y disminuir también los triglicéridos. Muy perfecto para ser cierto, pero ahí están los datos, y estudios posteriores continúan comprobando la acción hipocolesterémica.[108] Se cree que estos efectos se deben a la estimulación de ciertas células del hígado para absorber y eliminar las lipoproteínas de baja densidad y/o la promoción de la función tiroidea (algunos estudios sugieren que la tiroides vaga puede aumentar los niveles de colesterol). La efectividad de la commiphora es tal que se equipara en efectividad con los medicamentos convencionales para bajar los niveles del colesterol. Y si analizamos bien, veremos que el beneficio de esta planta es mejor que las drogas convencionales, porque, además de bajar los lípidos indeseables, aumenta los deseables, y lo mejor de todo es que no se han reportado efectos adversos al hígado o cualquier otro órgano.

### b. Trigonella foenumgraecum

La ingestión del polvo de las semillas del fenugreco han producido significativas reducciones en los niveles de colesterol en la sangre de individuos hipercolesterémicos. [109]

### c. Plantago ovata

El uso de las semillas de psilio son tan efectivas para disminuir las grasas de la sangre que un medicamento convencional, antes utilizado como laxante solamente, ahora es recomendado como un excelente hipo-

---

108. Agarwal R. C., Singh, S. P., Saran R. K., et al, Clinical Trial of Gugulipid a New Hypolipidemic Agent of Plant Origin in Primary Hyperlipidemia, *Ind. J. Med. Res.* 84:626-34, 1986.

Nityanands S., Srivastava, J. S., and Asthana, O. P., Clinical Trials with Gugulipid, a New Hypolipidemic Agent, *J. Assoc. Phys. India*, 37: 321-8, 1989.

109. Sharma R. D., Raghuram, T. C. & Rad, V. D., Hypolipidemic Effect of Fenugreek Seeds, A Clinical Study, *Phytotheraphy Res.* 5: 145-47, 1991.

colesterémico (Metamucil). [110]   Se piensa que el psilio ayuda a retener el colesterol en el intestino, reduciendo su absorción, y a incrementar su excreción de la vesícula y los ácidos biliares.

### d. Allium sativum y allium cepa

Otra propiedad medicinal del ajo y la cebolla es la reducción de lípidos sanguíneos. [111]   El beneficio que reportan contra las enfermedades cardio-vasculares es múltiple porque también se les atribuyen propiedades antiarterioscleróticas (previenen la formación de coágulos sanguíneos y placas arterioscleróticas), hipotensoras (reducción de presión arterial) y como antioxidantes. La dosis diaria del ajo es de unos 3 a 8 dientes de ajos frescos al día, y la de la cebolla de 2 a 5 onzas al día.

En 1994 la Universidad del Sur de Australia, Escuela De Medicina, publicó el resumen de 16 artículos médicos sobre los efectos del ajo en las grasas del cuerpo. Los resultados arrojaron los siguientes datos: 1) el ajo es capaz de reducir los niveles de colesterol malo en un 12% más que el placebo; 2) los triglicéridos disminuyeron a niveles significativos; 3) los resultados que se comienzan a observar luego de un mes de comenzar a ingerir el ajo, persisten por lo menos seis meses después; 4) los efectos secundarios fueron mínimos. [112]

Cuando los científicos descubren que una gran porción del colesterol en nuestra sangre puede ser consumida en los alimentos, se desata una lucha para descubrir cuáles de éstos son perjudiciales a nuestra salud cardíaca, y cuáles son beneficiosos. Como la lista es extensa y el espacio limitado resumiremos en la siguiente tabla los beneficiosos.

---

110. Bell L. P., et al, Cholesterol Lowering Effects of Psylium Hydrophylic Mucoid. Adjunct Therapy to a Prudent Diet For Patients with Mild to Moderate Hypercholes-terolemia, JAMA 1989; 261: 3419-3423.

111. Murray Michael, *The Healing Power of Herbs*, Prima Publishing, Rocklin, CA, 1991, pp. 17-28.

112. Silagy Christopher, et al, Garlic as a Lipid Lowering Agent – A Meta Analysis, *Journal of the Royal College of Physicians of London*, Jan/Feb 1994;28 (1):39-45.

| | |
|---|---|
| Frutas | Guayaba, manzana, uva |
| Cereal | Avena, arroz (salvado), trigo (germen) |
| Legumbres | Todos los granos, como: habichuela, frijol, gandul, soya, etc. |
| Aceites y semillas | Almendra, linaza (*linseed*), lino (*flaxseed*) oliva, nuez (*walnut*), pescado, primula |

### e. Cromo

Otro de los suplementos o remedios naturales favoritos e ideales para tratar la hipercolesteremia porque disminuye los LBBD, LBD, triglicéridos, y aumenta los LAD.[113] Para el diabético que comúnmente tiene la tendencia a elevados niveles de colesterol y glucosa, el cromo representa una fantástica alternativa, pues, a la misma vez que disminuye los niveles de colesterol, disminuye los de la azúcar o glucosa en la sangre.

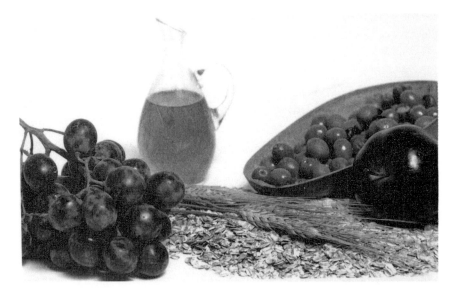

---

113. Rjales R. and Albrink, M. J., Effect of Chromium Chloride Supplementation on Glucose Tolerance and Serum Lipids Including High Density Lipoprotein of Adult Men, *Am. J. Clin. Nutri.* 34: 2670-2678, 1981.

### f. Vitamina C

Varios estudios experimentales y clínicos demuestran que la vitamicna C es capaz de bajar los niveles de substancias grasas en nuestro cuerpo. En la India, los investigadores encontraron que la ingestión de 2 gramos de vitamina C en pacientes con un largo historial de enfermedades cardíacas, fueron suficientes para disminuir bastante sus niveles de LBD mientras que los LAD subieron.[114] Otros estudios encontraron que con un solo gramo de vitamina C al día fue suficiente para disminuir los niveles de colesterol total en pacientes mujeres, mientras que los niveles de LAD aumentaron. [115]

### g. Vitamina B3 (niacina o niacinamida)

Un suplemento que fue muy usado por naturistas para combatir el elevado colesterol es la vitamina B3. [116] Y digo era, porque los estudios positivos de esta vitamina contra la hiperlipedemia revelaban la necesidad de usar grandes concentraciones de niacina o niacinamina (2-6 gramos). En estas concentraciones la B3 puede causar oleadas de calor y aumento en las enzimas del hígado. La niacinamida (vitamina B3 natural) tiene menos efectos secundarios, pero todavía no debe representar la primera selección y alternativa natural contra el colesterol.   Recientemente ha aparecido un nuevo tipo de vitamina B3 llamada inositol hexaniacinate, que no posee efectos adversos, según estudios realizados, aún en dosis de 600 a 1,800 miligramos al día.  Aun con esa mínima posibilidad de efectos adversos al usar la vitamina B3, se aconseja utilizar las otras alternativas que tiene la medicina natural primero, y si todavía éstas no funcionan, entonces tomar la B3 bajo supervisión.

114. Bordia A. K., The Effect of Vitamin C on Blood Lipids, Fibrinolytic Activity and Platelet Adhesiveness in Patients with Coronary Artery Disease, *Atherosclerosis*, 35 (1980), 181-187.
115. Gatto Lissa, M., et al, Ascorbic Acid Induces a Favorable Lipoprotein Profile in Women, *Journal of the American College of Nutrition*, 1996; 15 (2):154-158.
116. Murray Michael, *Natural Alternatives to Over-The-Counter and Prescription Drugs*, Elliam Morrow and Company, Inc., New York, N.Y. 1994, p. 135-136.

## h. Nueces (maní, almendras, nogal)

16 pacientes con niveles normales de colesterol fueron suplementados con almendras y nueces o coco y maní para medir los efectos de estos alimentos sobre los niveles de colesterol en la sangre. Luego de varias semanas, las personas que comieron la dieta rica en almendras y nueces experimentaron el menor numero de colesterol en su sangre que los que consumieron coco y maní. El coco y el maní son ricos en ácidos grasos saturados versus las nueces y las almendras que son altos en ácidos grasos monosaturados. [117]

## i. Ejercicio

Una de las recomendaciones preferidas tanto por médicos naturopáticos como por instituciones y médicos convencionales para bajar los niveles de colesterol es el ejercicio. Se ha encontrado una relación directa entre las personas que hacen ejercicio y los niveles de LBD y LAD. La reducción de peso, que también está asociada al ejercicio, ayuda a reducir la hiperlipidemia. [118]

## j. Fumar

Aunque de manera temporera, el fumar produce aumento en el colesterol total y reduce las lipoproteínas de alta densidad. [119] Una persona que ande buscando reducir sus niveles de colesterol para prevenir

117. Abbey M., et al, Partial Replacement of Saturated Fatty Acids with Almonds or Walnuts Lowers Total Plasma Cholesterol and Low Density Lipoprotein Cholesterol, *American Journal of Clinical Nutrition*, 1994; 59:995-9.

118. Joseph, J. J., Cholesterol Reduction A Long-Term Intense Exercise Program, *J. Sports Med Physical Fitness*, 17 (2):163-68, June 1977.

119. *Life and Health*, March 1962, p. 5.

enfermedades cardíacas debe olvidarse del cigarrillo pues éste, de por si, es un factor que multiplica los riesgos de todas las enfermedades cardiovasculares. El dejar de fumar produce un rápido aumento del HDL. [120]

## 8. Hipertensión

La prima hermana de la diabetes es la hipertensión o alta presión, como mejor se la conoce. Les confiero ese "parentesco patológico" porque ambas son enfermedades crónicas, con muy pocos síntomas, relacionadas con los estilos de vida, sin cura pero con control, y causantes de enfermedades secundarias muy dañinas a nuestra salud.

Entre los causantes o agravantes de esta condición cardiovascular se encuentran la edad, la alimentación, el estado emocional, medicamentos, y la obesidad (en esta sección discutiré sólo la hipertensión primaria o esencial, y no la secundaria, causada por otro sinnúmero de enfermedades).

Una presión arterial sistólica sobre los 140 milímetros de mercurio y una diastólica de 90 milímetros de mercurio –definición de alta presión de acuerdo al Instituto Nacional del Corazón, Pulmón y Sangre– es sufrida por 60 millones de norteamericanos. Otras estadísticas que dirigen la atención hacia la hipertensión señalan que un 16 % de los hogares en Estados Unidos tienen instrumentos para medir la presión; 25% de las personas con alta presión sufren del fenómeno llamado "alta presión causada por la bata blanca" –la presión arterial aumenta cuando el doctor la toma en la oficina; y que sólo un 40% de las personas que toman medicamentos para la presión pueden mantenerla bajo control. [121]

### a. ¿Por qué sube la presión arterial?

Porque el corazón trabaja y se esfuerza más para llevar sangre a todas las células y los tejidos de nuestro cuerpo. Debido a bloqueos arterios

---

120. Stubbe I., Eskilsson J., Nilsson-Ehle P., High Density Lipoprotein Concentrations Increase After Stopping Smoking, *British Medical Journal*, May 22: 1982.

121. Shardt D., Do or Diet: Treating Disease with Food, *Nutrition Action Health Letter*, July/August 1993.

cleróticos y falta de elasticidad en las arterias, la sangre no fluye libremente, por lo que el corazón se sobrecarga para lograr su función. Este trabajo, si dura por mucho tiempo y sin control, producirá daño al riñón, hemorragias cerebrales, y ataques cardíacos.

Igual que la glucosa o azúcar de la sangre, la presión arterial debe ser evaluada frecuentemente porque su alteración es muchas veces imperceptible. Un descontrol mayor de la presión puede provocar crisis serias, hospitalizaciones, y complicaciones fatales. Entre los pocos síntomas a veces notados se encuentran los sonidos en oídos, dolor de cabeza y cuello, ansiedad, palpitaciones y oleadas de calor; pero, por lo general, esto adviene, casi siempre, cuando ya el problema es grave.

### b. Fungiendo de enfermero

Decíamos que un gran porciento de la población americana posee instrumentos para que él mismo tome la presión arterial. Esta reciente modalidad, es muy recomendada por los expertos. Organizaciones como el Programa Educacional Nacional para la Educación sobre la Alta Presión, la Asociación Americana del Corazón, y la Sociedad Americana de la Hipertensión, recomiendan esta práctica porque puede redundar en muchos beneficios para la salud, aunque no debe utilizarse como un método de diagnóstico. [122] (Lo ideal es discutir con su doctor sobre el mejor equipo, la técnica, y el momento en que debe medirse la presión arterial.)

Una investigación indica que al autoevaluar la presión arterial en la casa puede eliminar alrededor del 30% de las visitas médicas relacionadas con la hipertensión, lo que a su vez puede ahorrar alrededor de 300 millones de dólares al año en los costos médicos de la población americana.[123]

---

122. Measuring Blood Pressure at Home, *Harvard Heart Letter*, Vol. 3, No. 8, April, 1993.
123. *Ibíd.*

## c. Crataegus oxyacantha

Hierba medicinal utilizada por muchos años por naturistas, especialmente en Estados Unidos, para aliviar la hipertensión mediana y otras condiciones del corazón como la angina, la arteriosclerosis, y la falla congestiva cardíaca.[124]

En diversos estudios, el espino rubial, como también se le conoce al crataegus, ha producido dilatación de vasos sanguíneos e inhibición de substancias que pueden contraerlos.[125] De hecho, una de estas substancias, llamadas proantocianidinas, tiene efectos similares a medicamentos convencionales como el Captopril.[126]

De acuerdo con mi experiencia el espino es buen remedio para la hipertensión mediana, pero para presiones arteriales muy altas (sobre 160/100) hay que ser muy cuidadoso porque toma mucho tiempo en bajar a niveles aceptables. En el 90% de estos casos el uso del crataegus debe combinarse con otras medidas como el uso de minerales (calcio, magnesio), disminución de peso, relajantes y otros.

Si decide utilizar métodos alternativos para los medicamentos antihipertensivos lo mejor es consultarlo y planificarlo con un médico naturopático certificado y no hacerlo por su cuenta.

Mi experiencia también indica que el craetegus toma entre 4 a 6 semanas para empezar a funcionar. Si su presión arterial se descontrola tan pronto deja el medicamento alopático puede estar seguro de que confrontará problemas si intenta hacer una substitución abrupta de medicamentos.

---

124. Murray M. T., *The Healing Power of Herbs*, Prima Publishing, Rocklin, Ca. 1991, p. 107-113.

125. Petkov V., Plants with Hypotensive, Antiatheromatous and Coronary Dilating Action, Am *J. Chin. Med.* 7, 197-236, 1979.

Gabor M., Pharmacologic Effects of Flavonoids on Blood Vessels, *Angiologica*, 9, 355-74, 1972.

126. Uchida S., Ikari, N., Onta, H., et al, Inhibitory Effects of Condensed Tannins on Angiotensin Converting Enzyme, *Jap. J. Pharmacol.* 43, 242-5, 1987.

### d. Allium sativum

Otro antihipertensivo mediano natural. Algunos estudios han descubierto que el ajo puede disminuir la presión sistólica en 20–30 milímetros de mercurio y la diastólica entre 10 y 20 milímetros. [127]  Por muchos años he recomendado el ajo en cápsulas, en diversas formas y preparados sin observar muchos resultados; sin embargo, muchas personas y pacientes lo utilizan con mucha efectividad. En una ocasión le preguntaba a un investigador, internacionalmente reconocido, que lo había utilizado con mucho éxito en sus pacientes, y me replicó la necesidad de tomarlo en forma de té. O sea, hervir dos o tres dientes de ajo por taza de agua, y luego beberlo. (En la actualidad hay cápsulas de ajo deodarizado –sin olor– pero todavía no hay pruebas fehacientes de su efectividad). Mi recomendación es que, si usted se cree capaz de tomarse un te de ajo al día, evaluar diligentemente si le funciona para su hipertensión, y puede mantener a sus amigos aún con el fuerte olor a ajo, utilícelo mientras la investigación naturopática encuentra alguna otra alternativa.

La literatura etnobotánica enumera muchas otras plantas que por sus propiedades hipotensoras, diuréticas, calmantes, y vasodilatadoras podrían ser de gran ayuda para combatir la hipertensión, pero es muy poca o ninguna la experimentación con dichos medicamentos naturales, por lo que no las mencionamos en este libro.

### e. Sal

Si algún comestible ha sido relacionado con la hipertensión, tanto por nutricionistas y médicos como por el público en general, sin duda ha sido la sal de mesa. Yo diría que alrededor de un 90% de las personas que sufren de hipertensión aceptan haber renunciado o disminuido significativamente los alimentos salados.

---

127. Foushee D. B., Ruffin, J., and Banergee, U., Garlic as a Natural Agent for the Treatment of Hypertension: A Preliminary Report, *Cytobios*, 34, 145-162, 1982.

La realidad es que, al momento, se "desconoce" exactamente cómo y por qué la sal de mesa produce hipertensión. Aunque la mayoría de los estudios observa una relación entre la sal y la alta presión, otro estudio conocido como el Intersalt que evaluó unas 10,000 personas no encontró prueba clara y completa de esta popular creencia. El Dr. Lawrence Krakoff, del Centro Médico Monte Sinai en Nueva York, examinó innumerables estudios incluyendo el Intersalt y concluyó que no se puede depender de la restricción de sal únicamente para controlar la hipertensión, y que otros factores, como pérdida de peso, y disminuir significativamente la ingestión de alcohol, deben ser considerados también en el plan de tratamiento para esta enfermedad.

De nuevo, para mí, este aspecto de la sal y la hipertensión es como cualquier otro; debe tomarse con mucho cuidado, y aunque elimine la sal de su dieta, utilice otras medidas que complementen el efecto hipotensor deseado.

### f. Guayaba

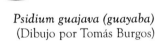

En la India se investigaron los efectos de la guayaba sobre la salud y se encontró que la ingestión de por lo menos 1 libra de guayaba (alrededor de 6 al día) produjo una disminución de 14 puntos en la presión sistólica, y 11 puntos en la diastólica en las personas sometidas al estudio.[128] El medio mediante el cual la guayaba produjo dichos cambios es desconocido, pero se cree que es debido al alto contenido de magnesio, potasio, fibras, calcio y vitamina C. Los cambios en la presión se observaron luego de doce semanas.

*Psidium guajava (guayaba)*
(Dibujo por Tomás Burgos)

También se notó una baja en los niveles del colesterol y triglicéridos de 12% y 11% respectivamente.

---

128. Singh R. B., Rastogi, S., Singh, R., et al, Effects of Guava Intake on Serum Total and High-Density Lipoprotein Cholesterol Levels and on Systemic Blood Pressure, *American Journal of Cardiology*, 70, 1287-91, 1992.

### g. Dieta vegetariana y pescado

En Tanzania, dos grupos étnicos fueron evaluados para determinar si la dieta alta en pescado, en comparación con otra vegetariana, era más beneficiosa para controlar la presión arterial. Se encontró que, para estos grupos en particular, los que consumían pescado poseían menores niveles de presión arterial –de hecho éstos también tenían el colesterol y los triglicéridos más bajos que los vegetarianos.[129]

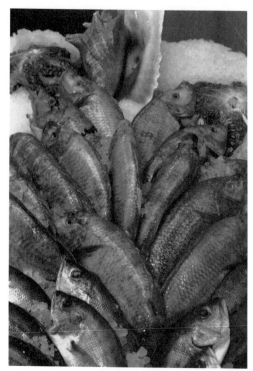

### h. Fibra de las frutas

Foto por Miguel Maldonado

Siguiendo más o menos la misma línea de la guayaba, en la Escuela de Medicina de Harvard se ha determinado, luego de estudios epidemiológicos, que el consumo de grandes cantidades de fibras, especialmente de frutas, puede ayudar a reducir la presión sanguínea.[130] Por espacio de cuatro años se evaluó la dieta, la salud en general y la presión arterial de un total de 51,529 hombres entre las edades de 40 a 74 años. Al final del estudio se encontró que el componente dietético que más ayudó y más se relacionó con menos probabilidades de contraer alta presión fue la fibra de las frutas. Si, por alguna razón, se le hace difícil añadir frutas a su dieta, debe por lo menos ingerirlas en forma de cápsulas. Ya hay compañías de

129. Pauletto P., et al, Blood Pressure, Serum Lipids, and Fatty Acids in Populations on a Lake Fish Diet or on a Vegetarian Diet in Tanzania, *Lipids*, 1996 (Suppl.); 31: S-312

130. Ascherio A, Rimm E, et al, A Prospective Study of Nutritional Factors and Hypertension Among US Man, *Circulation* 1992; 86:1475-1484.

productos naturales que tienen la fibra de frutas de buena calidad en cápsulas.

### i. Potasio

Una innumerable cantidad de investigaciones que determinan el beneficio del potasio para controlar la hipertensión ha sido publicada. Una de ellas, realizada por el Dr. Cappucio del Hospital St. Georges, en Londres, quien revisó los estudios sobre la suplementación de potasio en hipertensos, concluyó que hay evidencia para aceptar el efecto positivo del potasio sobre la presión arterial. [131]

El consumo diario de 4 a 5 tazas de vegetales posee una buena porción del mineral al día. (Dos Kiwis –una fruta exótica que ha ganado mucha popularidad recientemente– tienen aproximadamente unos 450 miligramos de potasio, igual que un guineo de tamaño mediano.) Se sugieren entre 1.9 a 5.6 gramos de potasio al día para ayudarle contra su hipertensión. En caso de sufrir problemas con los riñones, se debe tener cuidado con la intoxicación por potasio.

### j. Magnesio

Otro de los suplementos favoritos, de los médicos naturopáticos, para controlar la hipertensión es el magnesio. Por muchos años los seguidores del naturismo observaron cómo la suplementación con magnesio reducía la presión alta y mejoraba otras condiciones cardíacas. Hoy día su valor terapéutico ha sido observado clínicamente. [132] Este reconocimiento es tal que la revista *Harvard Heart Letter*, de la Escuela de Medicina de Harvard dice: "según pasan los meses, la investigación reportada en las revistas médicas y de cardiología reflejan una creciente aceptación de la importan-

---

131. Cappuccio E. P., MacGregor, G. A., Does Potassium Supplementation Lower Blood Pressure? A Metanalisis of Public Trials, *Journal of Hypertension*, May 9, 1991, 465-73.
132. Dyckner T., and Wester O., Effects of Magnesium on Blood Pressure, *Br. Med. J,* 1983, 286. p. 1847-9.

cia del magnesio. Con exámenes confiables y preparaciones orales más efectivas, el magnesio puede prontamente unirse al potasio en el cuidado diario de las personas con hipertensión y fallas cardíacas". [133]

## k. Calcio

El tercer y último mineral favorito –por el momento– para el tratamiento de la hipertensión es el calcio. Un artículo de repaso, publicado en la revista *Physician Assistant*, concluyó, luego de revisar 17 estudios clínicos, que la ingestión de calcio está relacionada con los bajos riesgos de contraer alta presión. [134]   Otras investigaciones van más allá de la prevención y lo señalan como de gran utilidad terapéutica contra la hipertensión. [135]

El calcio debe darse en proporción de 2 a 1 cuando se está tomando magnesio, ya que este último puede disminuir la absorción del calcio. En el mercado hay muchos tipos de calcio pero los mejores son el lactato, el quelado, el carbonado, y el citrato; aunque cada uno de ellos tiene ciertas especificaciones, de acuerdo con el estado de absorción y digestión de nuestro sistema digestivo, las personas con un historial de cálculos renales deben tener cuidado al usar el calcio como suplemento porque podría promover la formación de dichos cálculos.

## l. Sobrepeso

Son muy pocos los médicos y científicos que no reconocen la relación

---

133. Magnesium: Coming of Age, *Harvard Heart Letter*, Vol. 1, No. 12, August 1991, p. 6-7.

134. McCarron David. A., Reusser Molly E., The Calcium-Hypertension Connection, *Physician Assistant*, April 1993, 37-40.

135. Resnick L. M., Sealey J. E., and Laragh, J. H., Short and Longterm Oral Calcium Alters Blood Pressure in Essential Hypertension, *Federation Proceedings*, 1983, 43, p. 300.

McCarron D. A., Henry H. J., and Morris, C. D., Randomized Placebo-Controlled Trial of Oral Ca-2 in Human Hypertension, *Clinical Research*, 1984, 32, p. 37A.

entre la hipertensión y la obesidad, pues ha sido comprobada en diversas publicaciones médicas.[136] El simple hecho de reducir el peso excesivo promueve la disminución en los niveles sistólicos y diastólicos de la presión sanguínea. Las recomendaciones dietéticas para bajar de peso de manera efectiva y saludable son las que siempre clásicamente han recomendado los naturistas: bajas en grasa, carnes y azúcar refinada; y altas en frutas, vegetales, y fibras. Con su entrenamiento en nutrición clínica, en consejería –donde el ejercicio es visto como una terapia– y en medicina china, el médico naturopático puede desarrollar un plan de tratamiento que incluya una orientación hacia una alimentación natural con varios suplementos que le ayuden a equilibrar su metabolismo, una rutina de ejercicios, y el equilibrio energético de sus meridianos para lograr una disminución de peso armoniosa, integral y curativa.

## m. Ejercicio

Para una persona con alta presión el ejercitarse puede ser la medicina más completa, pues además de ayudar a normalizar los niveles de presión arterial, puede ayudarnos a eliminar exceso de líquido en nuestro cuerpo, fortalecer el sistema circulatorio y cardiovascular, eliminar libras en exceso, y relajarnos mentalmente. Mejor y más económica medicina no puede existir.

El ejercicio aeróbico parece ser una buena alternativa de ejercicio para los hipertensos. En Quebec, un grupo de investigadores encontró que los aeróbicos a un 70% de la máxima capacidad cardiovascular del paciente brindó efectos hipotensores excelentes y de larga duración. Los que se ejercitaron en sólo un 50% de la capacidad máxima también tuvieron efectos positivos, pero sus niveles no se mantuvieron mucho tiempo.[137]

---

136. Schotte D., Stunkard, A., The Effect of Weight Reduction on Blood Pressure in 301 Obese Patients, *Arch. Intern. Med.*, Vol. 150, August 1990, p. 1701-1704.

Puddey I., Parker M., et al, Effects of Alcohol and Caloric Restrictions on Blood Pressure and Serum Lipids in Overweight Men, *Hypertension* 1992; 20:533-541.

137. Marceau M., Koyamé N., et al, Effects of Different Training Intensities on 24-Hour Blood Pressure in Hypertensive Subjects, *Circulation*, December 1993; 88: 88: 2803-2811.

En el Hospital de Veteranos de Milwaukee, el caminar solamente, produjo reducción en las presiones sistólicas y diastólicas de los pacientes, siete semanas después de comenzar el programa.[138] Finalmente, se ha encontrado también que la mortalidad, en pacientes hipertensos que regularmente se ejercitan, es menor al comparar los datos con los que no se envuelven en prácticas deportivas. [139]

### n. Alcohol

Sabemos que la hipertensión puede ser provocada por múltiples factores, pero algunos investigadores establecen que hasta un 70% de los casos hipertensos están asociados al abuso del alcohol. [140] Para muchos este dato es muy elevado, pero lo cierto es que las personas con alta presión arterial han podido disminuir la misma al eliminar o bajar significativamente el consumo de alcohol. [141]

Cómo específicamente el alcohol afecta la presión, de manera temporera o a largo plazo, es desconocido. Sí se sabe que el alcohol ayuda a eliminar el magnesio de nuestro cuerpo, y ya discutimos los beneficios de este mineral en mantener niveles bajos de presión sanguínea.

### o. Estrés y la relajación

La gran mayoría de las personas piensa que la alta presión está íntimamente relacionada con el estrés, la ansiedad, el nerviosismo y otros factores emocionales, y no es para menos; lo único que tenemos que hacer es pasar un coraje y luego tomarnos la presión. Ése ha sido también el

---

138. Kochar Mahendr, et al, Walking Reduces Blood Pressure, *Annals of Internal Medicine*, Septiembre 15, 1991, 115 (6): 499.

139. Blair Steven N., et al, Physical Fitness and All-Cause of Mortality in Hypertensive Men, *Annals of Medicine*, 1991, 23, 307-312.

140. Bloomfield R., et al, Practical Recommendations for Evaluation and Nonpharmacologic Intervention, *Consultant*, March 1993, 47-54.

141. Puddey I., Parker, M., et al, Effects of Alcohol and Caloric Restrictions on Blood Pressure and Serum Lipids in Overweight Men; *Hypertension,* 1992, 20:533-541.

sentir de los médicos naturopáticos, y diferentes estudios comprueban que la sensación de bienestar, el yoga, y las emociones pueden afectar las lecturas de nuestras presiones arteriales.[142] Recientemente uno de los análisis más completos de la literatura científica que conectaba las técnicas de relajación y la hipertensión sólo demostró resultados positivos modestos.[143] Lo que nos debe señalar precaución al decidir utilizar solamente técnicas de relajación y antiestrés para disminuir la presión.

Es mi impresión que una observación concienzuda, la toma de un historial clínico completo y riguroso y las pruebas terapéuticas –cuando el efecto de la aplicación de una medicina o técnica se utiliza para determinar la causa o razón de una enfermedad– son la mejor forma para decidir cuál de las muchas alternativas de la medicina natural debe aplicarse, porque una enfermedad con tantas posibles causas no mejorará si se aplica la terapia incorrecta. Como muchos investigadores recomiendan, utilizar todas las alternativas de tratamiento en conjunto es lo más correcto.[144]

## 9. Insomnio

Son las dos de la mañana y no tiene sueño. Se acuesta, da vueltas y vueltas, hasta que hora y media después logra finalmente cerrar los ojos; media hora después despierta de nuevo; se levanta, toma agua, leche o jugo y vuelve a acostarse. Se repite lo mismo... mañana estará cansado, con ojeras, problemas de memoria, irritable, y tal vez deprimido. Usted, como otras 70 millones de personas (EE.UU.), está viviendo el ritual del insomnio.

¿Las causas o razones posibles? Tensiones emocionales, la alimentación, problemas mentales o emocionales –el 50% se debe a factores psicológicos– enfermedades o dolencias físicas, etc.

Pero antes de que el insomnio o la dificultad de dormir se convierta

142. Sundar, S., Agrawal, S., et al, Role of Yoga in Management of Essential Hypertension, *Acta Cardiológica*, Vol. 39, 1984, p. 203-208.

143. Anger, Anxiety Linked to Blood Pressure Rise in Women Over 40, *Family Practice News*, May 15-31, 1990, 20.

144. Eisenberg D., Delbanco T., et al, Cognitive Behavioral Techniques for Hipertension: Are They Effective?, *Annals of Internal Medicine*, June 15, 1993, p. 964-972.

en una pesadilla, y tal vez en una dependencia de fármacos, veamos las alternativas de la medicina natural.  Es más fácil aliviar un insomnio en sus comienzos, que tomar medicamentos controlados por cinco años, para luego buscar la medicina natural.

### a. Valerian officinalis (valeriana)

Una de las plantas favoritas para combatir el insomnio. Ha sido utilizada en muchos países con bastante éxito. En un estudio que comparó los efectos producidos en las personas que tomaron valeriana frente a los causados en quienes no la tomaron, se encontró que la calidad del sueño,

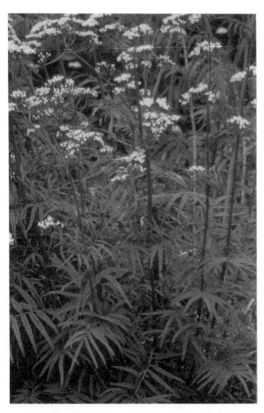

*Valeriana officinalis (Valeriana)* (Foto por Steven Foster)

el tiempo dormido, las veces que se despertaron en la noche, y la somnolencia en la mañana fue menor en los pacientes que usaron la planta. [145]
El efecto es tan bueno como el de las benzodizepinas, los sedantes, los
hipnóticos y los narcóticos utilizados frecuentemente por la medicina
convencional para combatir la dificultad de dormir. [146] La valeriana también
ha demostrado ser beneficiosa para aliviar la ansiedad común en el desvelo.

### b. Passiflora incarnata

Planta conocida desde los tiempos de la colonización porque los aztecas
la utilizaban como sedante. Frecuentemente es confundida con la flor de
pasión (*passion flower*) y la parcha, ya que pertenecen a la misma familia
y físicamente son parecidas. Estudios clínicos y experimentales han descubierto sus efectos sobre el sistema nervioso, y su eficacia para calmar la
ansiedad y la depresión, causas frecuentes del insomnio.[147] En Europa se
utiliza un preparado homeopático de esta planta para tratar el dolor y el
insomnio causado por neurastenia o por nervios exhaustos.

El uso de plantas aromáticas para lograr un estado de relajación y
calma, tan necesario para conciliar el sueño, es recomendado desde la
época de oro griega. Los masajes, baños y vaporizadores, con fragancias
derivadas de plantas, son una opción para el desvelado. Los aceites de
valeriana, rosas, lavándula, china, y albaricoque han probado tener efectos
tranquilizantes sobre el sistema nervioso central.

Una famosa fórmula para un baño (bañera llena) antes de acostarse es:

145. Leathwoodx P. D. and Chauffard, E., Aqueous Extract of Valerian Reduces
Latency to Fall Asleep in Man, *Planta Médica*, 1985, 54. p. 144-8.

146. Dressing H., Riemann, D., et al, Insomnia: Are Valerian/ Melissa Combina-
tions of Equal Value to Benzodiazepine? *Therapiewoche* 42:726-36, 1992.

Leuschnerr J., et al, Characterization of the Central Nervous System Depressant Activity of a Commercially Available Valerian Root Extract, *Arzneim Forsch* 43:638-44, 1994.

147. Schellenberg V., Schellenberg, R. and Jahnig L., *Schizophrenia Res.*, 9, Ab-
stract, 1993.

Aoyagi N., et al, *Chem. Pharm. Bull.*, 22:1008, 1974.

esencia de manzanilla – 2 gotas
esencia de lavándula – 5 gotas
azahar – 2 gotas

### c. Triptófano

Todos hemos experimentado el gran deseo de dormir luego de comer pavo el Día de Acción de Gracias, o después de tomarnos el vaso de leche en que tanto insistían nuestras abuelitas antes de acostarnos. La explicación de esto es el alto contenido de triptófano en estos alimentos. El triptófano, uno de los aminoácidos esenciales, es capaz de promover la producción de ciertas substancias en nuestro cerebro que estimulan la tranquilidad y el sueño. [148] Por muchos años este aminoácido fue recomendado por naturistas en forma de suplemento para problemas al dormir. Lamentablemente fue retirado del mercado en 1989 por la Agencia Federal de Drogas y Alimentos (AFDA), cuando un cargamento contaminado produjo la muerte a varias personas debido al Síndrome Eosinofílico Miálgico. La contaminación de medicinas y alimentos es un hecho frecuente en la industria hoy día. ¿Por qué no se pudo retirar el cargamento contaminado y permitir que se siguiera utilizando este producto que por muchos años nunca produjo problemas o efectos adversos? Ese es uno de los dilemas que hay con la AFDA y los medicamentos naturales. Pero, mientras se dilucida la situación, la leche, el pavo, el aguacate, el germen del trigo y el requesón, pueden brindarle más cantidad de triptófano que cualquier otro alimento.

### d. Vitamina B 12

En varias ocasiones, reportes o artículos en revistas o congresos de

---

148. Braverman E., R., Pfeiffer C., The Healing Nutrients Within, *Facts, Findings and New Research on Amino Acids*, Kests Publishing Inc., New Cahaan, Connecticut, p. 67–69.

Psiquiatría, han observado la mejoría de pacientes con disturbios en el dormir cuando se les recomienda la ingestión de la vitamina B 12. [149] El mecanismo de acción exacto de esta vitamina es desconocido por el momento, pero el beneficio reconocido en estos estudios reclama investigación clínica y bioquímica más extensa para entender y confirmar ese beneficio.

### e. Melatonina

Este suplemento que últimamente ha estado muy de moda, es una hormona que posee efectos sedativos sobre el sistema nervioso y es primariamente sintetizada en la glándula pineal. Las propiedades sedantes de este aminoácido modificado –que se deriva del triptófano– son conocidas desde el 1950.

De toda la gran cantidad de información publicada sobre la melatonina hasta el momento, se puede concluir que es beneficiosa para el insomnio sólo en las siguientes circunstancias: 1) cuando las concentraciones de melatonina en la sangre está disminuida; 2) en envejecientes con niveles bajos de melatonina; 3) en viajeros o trabajadores con horarios irregulares o alterados de trabajo –por ejemplo, horarios nocturnos; 4) en personas con problemas para conciliar el sueño, y no tanto para los que no pueden mantenerlo. Como otros medicamentos naturales, la melatonina ha producido muy pocos efectos secundarios según los estudios realizados. [150]

149. Okawa M., et al, Vitamin B12 Treatment For Sleepwake Rhythm Disorder, *Proceedings of the 5th World Congress of Biological Psychiatry*, Florence, Italy, June 9-14, 1991.

Okawa M., et al, Vitamin B12 Treatment for Sleepwake Rhythm Disorders, *The Japanese Journal of Psychiatry and Neurobiology*, 1991; 45 (1):165-166.

150. Osborn B. L., Werling L. L., Evaluating the Sleep-Inducing Properties of Melatonin, *Alternative and Complementary Therapies*, Nov./Dec. 1996, 2 (6):354-365.

## f. Ejercicio

El estar en forma o hacer ejercicios regularmente se relaciona con mejor dormir, menor tiempo para conciliar el sueño y menos despertares. [151] Como sabemos, el ejercicio nos ayuda en un sinnúmero de condiciones y mejora el funcionamiento de todo nuestro organismo. Se aconseja que cualquier disciplina deportiva sea practicada 3 ó 4 horas antes de acostarse, porque el agitarse puede crear inquietud circulatoria y nerviosa. La sensación de bienestar y buena salud que brinda el ejercicio promoverá el sueño placentero.

| Orejitas para dormir como en las nubes | |
| --- | --- |
| **1) Piense bien del dormir.** | No se desespere, frustre, o tema irse a dormir. Esto lo pondrá más tenso, complicando la calma que necesita para dormirse. Un pensamiento positivo es: "el dormir es maravilloso y reconfortante; si por alguna razón una noche no puedo reconciliar el sueño ya vendrá el deseo luego, no tengo que desesperarme, ni temerle porque aparecerá en el momento oportuno". |
| **2) Evite estimulantes antes de dormir, y, si es posible, durante todo el día.** | La cafeína, el alcohol, la nicotina, medicamentos (para el control de peso, dolor de cabeza, alergias nasales, y otros estimulantes), y ciertos alimentos (comidas pesadas y altas en proteínas) que causan excitación y nerviosismo. |
| **3) Ejercítese.** | Ya hemos explicado sus beneficios en la sección correspondiente. Lo que hay es que experimentarlo. |

151. Chambers, Mark J., Exercise: A Prescription for a Good Night's Sleep, *The Physician and Sports Medicine*, August 1991; 19 (8):107–114.
*Medical Tribune* 33 (12) June 25, 1992.

| 4) Ambiente. | Su cama debe ser cómoda, estar en cuarto oscuro, y a temperatura agradable. |
| --- | --- |
| 5) Horas rutinarias. | Intente irse a acostar a la misma hora siempre, y no cambiar de itinerario constantemente, esto causa desajustes en los relojes biológicos internos. |
| 6) Ajuste su reloj interno. | La primera lección en las clases de autohipnosis consiste en sugestionarse antes de acostarse a dormir; saber cuántas horas quiere dormir, cuándo quiere despertarse. Los resultados son increíbles. |

## 10. Enfermedades Prostáticas

Diez años atrás se hablaba mucho sobre las enfermedades de la mujer (fibroquistes del seno, síndrome premenstrual, menopausia, fibromas uterinos, cáncer en la cervix, etc.) Aunque todavía se oye mucho de estas enfermedades, hay otras que actualmente se han hecho más "famosas", pero ahora le tocó a los hombres. La próstata benigna hipertrófica (próstata agrandada), prostatitis, cáncer de la próstata, son mencionados frecuentemente en las clínicas preventivas y en los medios de comunicación, con el propósito de crear conciencia sobre el aumento en su incidencia.

Según datos epidemiológicos, más del 50% de los hombres con 60 años de edad, y tanto como el 90% entre los de 70 y 80 años, sufrirán de próstata benigna hipertrófica. [152] Esto se ha traducido clínicamente a 350,000 operaciones anuales –en los Estados Unidos solamente– con un costo aproximado de sobre el billón de dólares. [153] Por otro lado, el cáncer prostático es la segunda principal causa común de muerte entre los varones norteamericanos. En 1991, 122,000 hombres fueron diagnosticados con

---

152. Margolis, S., Moses, Hamilton, *The Johns Hopkins Medical Handbook*, pág 399.
153. *Ibíd.*
Horton, R., Benign Prostatic Hyperplasia: A Disorder of Androgen Metabolism in the Male, *J. Am. Geri. Soc.* 32:3805, 1984.

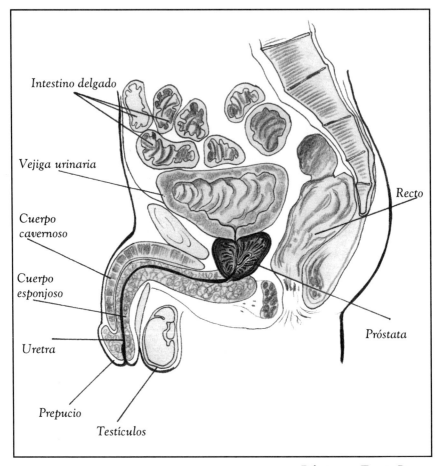

Intestino delgado

Vejiga urinaria

Cuerpo
cavernoso

Cuerpo
esponjoso

Uretra

Prepucio

Testículos

Recto

Próstata

Dibujo por Tomás Burgos

cáncer de la próstata y 32,000 murieron por esa misma causa.[154]

Tal estadística provoca gran preocupación al gobierno y a los círculos médicos, por lo que se están recomendando evaluaciones rutinarias de la próstata en hombres de 50 ó más años, –igual que las evaluaciones rutinarias de senos y cérvix uterina realizadas en las mujeres. En otras palabras, el cuido y la salud de la glándula masculina despertó la atención de todos, especialmente del hombre, que se mantenía alejado de las enfermedades

154. Connie Cass, Eleva el riesgo de cáncer prostático el comer carne, *El Nuevo Día*, Puerto Rico, 8 de octubre de 1993, p. 42.

relacionadas con el sexo y con la edad.

## CONDICIONES ESPECÍFICAS

### a. Agrandamiento de la próstata

Un hombre a los sesenta y tantos años comienza a sentir que se levanta a orinar mucho en las noches, dolor y llenamiento en el área inguinal (bajo abdomen y donde comienza la pierna), dificultad cuando orina, cambios en el tamaño del chorro al orinar, goteo luego de orinar, y sensación de no vaciar bien su vejiga urinaria. A esta edad posiblemente ya comiencen sus síntomas y signos de próstata agrandada o lo que se conoce médicamente cómo Hiperplasia Benigna de la Próstata (HBP).

La causa específica de la HBP es desconocida por la ciencia hasta el momento, pero varias teorías parecen explicar el fenómeno. La más aceptada, es la que relaciona la condición con cambios hormonales según el hombre envejece. Los estudios demuestran que la testosterona, el estrógeno, la prolactina y otras substancias derivadas están envueltas en los cambios de la glándula masculina. La dehidrotestosterona, una substancia producida por la testosterona, aumenta cuando los niveles de esta última disminuyen en nuestro cuerpo –alrededor de los 50 años de edad. Altas concentraciones de dehidrotestosterona promueven el crecimiento de tejidos prostáticos. [155]

Los síntomas de la condición prostática se producen debido a que la uretra –conducto entre la vejiga urinaria y el pene- queda obstruida, impidiendo que la orina fluya libremente. (Ver ilustración en pág. 188)

El diagnóstico final se determina luego del examen rectal por parte del médico, un estudio del flujo de orina, y en otras ocasiones una citoscopía (inserción de un tubo a través del pene para observar la uretra y la vejiga). Para diferenciar entre un posible tumor canceroso y/o uno benigno el médico utilizará un sonograma y la biopsia.

---

155. Margolis, S., y Moses Hamilton, *op. cit.*, p. 399.

**(1) Serenoa repens.** – Uno de los más estudiados y efectivos tratamientos naturales para la próstata hipertrofiada es una palma autóctona de la costa atlántica de los Estados Unidos (desde Carolina del Sur hasta Florida). Más de once estudios clínicos documentan su valor terapéutico.[156] En casi todos ellos los síntomas de disminución del chorro al orinar, orina residual, deseos de orinar frecuentes de noche y dificultad al orinar, mejoraron al utilizar la planta. El *Saw Palmetto*, nombre común en inglés de la serenoa, estuvo listado en la Farmacopea Americana de 1905 a 1926; en el Formulario Nacional de 1926 y 1950; y en el libro de *Referencia Médica de Escritorio* (*Physician Desk Reference*) del 1948. En Alemania y Austria la primera opción de tratamiento para los médicos en un 90% de los casos de hipertrofia prostática benigna es el *Saw Palmetto*.

Las investigaciones indican que la posible razón por la cual la hipertrofia de la próstata mejora, es la existencia de substancias en la planta que previenen la conversión de testosterona en dehidrotestosterona, y favorecen la destrucción y excreción de este mismo ofensor –como discutimos anteriormente, la dehidrotestosterona está altamente relacionada con el crecimiento anormal de la próstata. [157]

Los resultados terapéuticos de la serenoa son tan impresionantes que un médico comparó sus beneficios con los de un reciente medicamento convencional –el único en el mercado– para la HPB, y encontró mejores resultados con la planta medicinal.[158] (De hecho, el medicamento convencional puede producir impotencia en el 5% de sus usuarios, mientras que el *Saw Palmetto* ha sido utilizado como un afrodisíaco moderado por los herbólogos tradicionales.)

156. The Saw Palmetto Story: Natures Answer to Prostate Enlargement, *Health Counselor*, March/April 1990, p. 8.

157. Cirillo-Marucco E., Pagliarulo A., Tritto G., et al: Extract of Serenoa repens (Permixon R) in the Early Treatment of Prostatic Hypertrophy, *Urología* 5: 1269-77, 1983.

Tripodi V., Giancaspro M., Pascarella M, et al: Treatment of Prostatic Hypertrophy with Serenoa repens Extract., *Med. Praxis* 4:41-6, 1983.

158. Gaby A., Prostate Politics Part Two, *Townsend Letter for Doctors*, January 1993, p. 79.

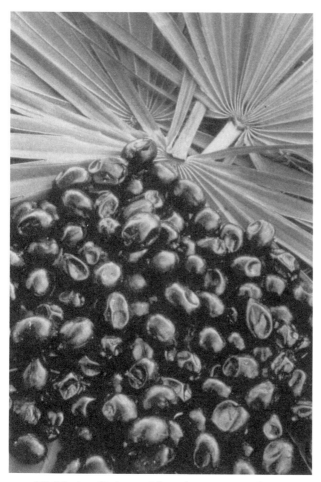

*Saw Palmetto* (Foto por Steven Foster)

**(2) Urtica dioica.** – Una planta que también promete ser una excelente alternativa para el tratamiento de la HBP, es la ortiga. En Francia, una investigación con 67 pacientes que sufrían de engrandecimiento prostático recibieron alivio significativo cuando ingirieron extractos de la raíz de ortiga. Los síntomas funcionales, como los frecuentes deseos de orinar en la noche, disminuyeron bastante. Ningún efecto adverso o secundario fue observado en los sesenta y siete hombres que se tomaron la medicina. [159]

Otros estudios realizados por un urólogo en su oficina, y publicados en una *Revista Médica Alemana,* descubrió que la ortiga mejoró los

---

159. Phytotherapy Res, 5:27–269, 1991.

resultados de las sonografías y los síntomas de la condición. [160]

**(3) Panax Ginseng.** – Legendaria hierba de la china, famosa en Occidente por sus propiedades antiestrés y cansancio. Esta planta ha demostrado en estudios experimentales que puede ser capaz de aumentar los niveles de la testosterona, mientras que disminuye el tamaño prostático, en animales de laboratorio. [161] Estudios clínicos en pacientes con próstata hipertrófica deben realizarse porque el alterar la testosterona y achicar la próstata serían objetivos primordiales para un tratamiento contra la HPB. El tomar ginseng para prevenir enfermedades prostáticas y envejecimiento de los tejidos corpóreos no tiene contraindicación, y está bien considerado.

**(4) Ácidos grasos esenciales.** – Los pacientes con problemas en la próstata tienen, por lo general, deficiencias en aceites grasos esenciales, y en los niveles de lípidos en el semen y la próstata.

La relación entre la deficiencia de lípidos y la HBP se comprobó en un estudio realizado por la Fundación Lee para la Investigación Nutricional. Los pacientes fueron sometidos a altas dosis de aceites esenciales por varias semanas; al final del estudio, todas las personas que tomaron los ácidos grasos esenciales habían por lo menos disminuido el síntoma de retención de orina, luego de vaciar la vejiga. [162]

En nuestra dieta los aceites grasos esenciales se encuentran en el aceite de ajonjolí, el girasol, y la primula. En las tiendas de salud los podemos conseguir también en forma de cápsulas.

**(5) Grasas.** – El consumo de alimentos con grasas, y en especial colesterol, puede ayudar al engrandecimiento de las células prostáticas. [163]

160. ZFA (*Stuttgart*) 55 (33): 1947-1950, 1979.

161. Fahim W. S., Harman J. M., Clevenger T. E., et al: Effect of Panayx Ginseng on Testosterone Level and Prostate in Male Rats, *Arch. Androl.* 8:261-3, 1982.

162. Hart, J. P., and Cooper W. L., Vitamin F in the Treatment of Prostatic Hyperplasia, *Report Number 1, Lee Foundation for Nutritional Research*, Milwaukee, Wi., 1941.

163. Mark Bricklin. *The Practical Encyclopedia of Natural Healing*, p. 439.

De hecho, el consumo de medicamentos convencionales para bajar los niveles de colesterol ha demostrado capacidad para disminuir la acumulación de colesterol en la próstata. [164] A la grasa también se la relaciona con el cáncer de la próstata, según datos obtenidos por el Dr. Giovannucci de la Escuela de Medicina en Harvard. [165] Esto confirma que la grasa no es buena para ninguna persona con tendencias a problemas prostáticos.

**(6) Aminoácidos y Proteínas.** – Sabemos que las proteínas están compuestas de aminoácidos y que ambos son muy importantes para el funcionamiento apropiado de nuestro cuerpo. Su ingestión puede inclinarnos hacia la salud o hacia la enfermedad. En cuanto a la relación entre estos nutrientes y la próstata, interesantes investigaciones se han realizado.

Con los aminoácidos glicina, alanina y ácido glutámico los síntomas clásicos de nocturia (orinar frecuentemente en la noche), urgencia (necesidad urgente de orinar), frecuencia (deseo de orinar repetidamente), y el retardo del flujo al comenzar a orinar mejoraron bastante de acuerdo con ciertas investigaciones clínicas. [166]

**(7) Semillas de Calabaza.** – Hay evidencia de que el consumo de semillas de calabaza mejora o previene el engrandecimiento de la próstata. En Hungría, Bulgaria y Ucrania los hombres consumen muchas semillas de calabaza por costumbre, y la incidencia de próstata hipertrofiada u otros problemas es sumamente pequeño. Se piensa que el alto contenido de ácidos grasos esenciales en las semillas de calabaza son los responsables de este efecto terapéutico. [167]

164. *Ibid.*
165. Giovannucci E., et al, A Prospective Study of Dietary Fat and Risk of Prostate Cancer, *Journal of the National Cancer Institute*, October 6, 1993; 85 (19): 1571–1579.
166. Dumrau E, Benign Prostatic Hyperplasia: Amino Acid Therapy for Symptomatic Relief *Am. J. Ger.* 10: 426–30, 1962.
Feinbiatt H. M., and Gant, J.C., Palliative Treatment of Benign Prostatic Hypertrophy: Value of Glycine, Alanine, Glutamic Acid Combination, *J. Maine Med. Assoc.* 49: 99–102, 1958.
167. *Herbal Gram*, Fall 1985, Vol. 2, 3, p. 9.
Null G., et al, *The Complete Question & Answer Book of Natural Therapy*, (Dell Publishing: New York) 1972, p. 92.

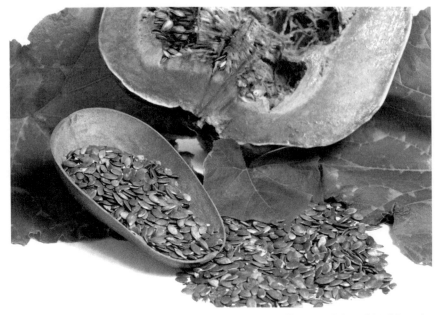

Foto por Miguel Maldonado

## b. Prostatitis

Al contrario de la próstata benigna hipertrófica, la prostatitis no está relacionada con la edad del paciente, aunque sus síntomas son similares en ambas. La prostatitis puede ir también acompañada de escalofríos, fiebre alta y dolor de espaldas, porque la próstata está inflamada e infectada.

Médicamente se diferencian tres tipos de inflamaciones prostáticas. La aguda bacterial, la crónica bacterial, y la crónica no bacterial. La crónica bacterial se distingue de la aguda en la dureza de la próstata y en que los síntomas son menos intensos, pero todos los demás síntomas –descritos arriba– son similares, incluyendo el historial recurrente de infecciones en las vías urinarias. La crónica no bacterial se diferencia de las otras en que no hay síntomas de infecciones del tracto urinario. La última es la más común; aun así, es muy poco el tratamiento convencional disponible ya que no responde a antibióticos. La medicina natural presenta varias alternativas que pueden usarse solas o en conjunto para tratar la prostatitis.

**(1) Pygeum africanum.** – Desde mediados del siglo 18 esta planta medicinal, nativa del sur de África, ha aparecido en los textos botánicos por sus propiedades curativas. Entre sus compuestos químicos se encuentran anti-inflamatorios, anitiedematosos (disminuye la hinchazón) e hipocolesterémicos (anti colesterol), lo que le hace la combinación perfecta para el tratamiento de prostatitis y próstata hipertrófica. [168]   El mecanismo mediante el cual el Pygeum tiene un efecto antiinflamatorio se debe a su intervención con las prostaglandinas, unas substancias mediadoras en las inflamaciones.  La investigación de esta planta proviene de 20 años atrás y casi todos los estudios presentan pruebas consistentes de su efectividad. [169]

**(2) Polen de Flores** (*Flower Pollen*). – Desde 1967 se viene investigando el uso del polen de flores para tratar la prostatitis crónica. [170] El último estudio publicado por la **Revista Británica de Urología,** concluyó que un completo alivio de los síntomas ocurrió en siete de los quince pacientes evaluados –otros seis mejoraron también. Las personas que recibieron el polen de flor venían sufriendo de prostatitis crónica por alrededor de 3.3 años, y el tratamiento de antibióticos no les había dado resultado. [171]

**(3) Hidroterapia.** – Los mismos médicos convencionales recomiendan el baño sentado (*sitz bath*) para la prostatitis crónica.[172] El baño sentado

---

168. Minerva Urologica E Nefrologica 87; 39(1): 45-50

169. Mowrey Daniel B., PyGeum: Natural Prostate Therapy, Let's Live, December 1989, p. 62-63.

170. Ohkoshi M, Kawamura N. and NaGakubo I., Clinical Evaluation of Cernilton in Chronic Prostatitis, Jap. J. Clin. Urol. 21:73-85, 1967.

Saito Y., Diagnosis and Treatment of Chronic Prostatitis with Special Reference to Experience with Cernilton, Clin. Exp. Med. 44:387-93, 1967.

171. Buck A.C., Rees RWM, Ebeling C., Treatment of Chronic Prostatitis and Prostadynia with Pollen Extract, Br. J. Urol. 1989; 64:496-499.

172. Berkow Robert, The Merck Manual of Diagnosis and Therapy, 1982, pág. 1567.

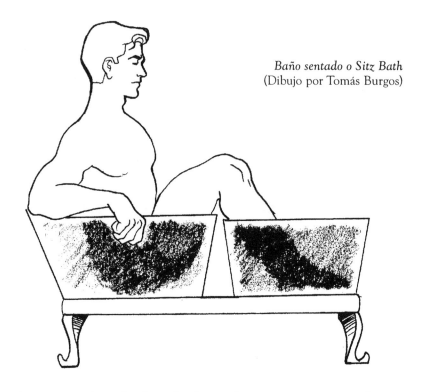

*Baño sentado o Sitz Bath*
(Dibujo por Tomás Burgos)

de contraste ha sido el preferido por los naturistas. La combinación de agua fría y caliente promueve la circulación de la sangre en las áreas pélvica y de la próstata, ayudando a bajar la inflamación. La aplicación de calor intenso en el área prostática demostró que el 75% de los pacientes que sufren de prostatitis no bacterial podría mejorar, de acuerdo con un estudio realizado por el Instituto de Urología en la Universidad de Tel Aviv en Israel. Sólo el 25% de los pacientes investigados no recibieron alivio de este sencillo tratamiento hidroterapéutico. [173]

**(4) Estrés.** – Un factor comúnmente observado en la prostatitis es el

---

173. Servadio C., Leib Z., Chronic Abacterial Prostatitis and Hyperthermia: A Possible New Treatment?, *British Journal of Urology* 67: 308-311, 1991.

estrés o las tensiones.  De la misma forma en que un paciente sufre de infecciones recurrentes en el sistema respiratorio cuando está bajo estrés intenso, la infección prostática aflora en esos momentos de tensión. Parece ser que la deficiencia inmunológica causada por el estrés puede manifestarse en cualquier lugar del cuerpo. El doctor Donald Rudick, de California, reportó, en la *Revista Urología*, que el factor estrés en sus pacientes de prostatitis es muy común. [174]  Él también observó que el consumo de cafeína, las especias picantes, y el cigarrillo parecen afectar los síntomas de la condición.

174. Rudnick D., M. D., Stress Cause of Prostatitis (letter), *Urology*, 26 (3), 320–321, September 1985.

# ÍNDICE GENERAL

# C

## Ch

## D

# S